Нина Павлова

ДИАГНОСТИКА И ЛЕЧЕНИЕ ШЕСТИ СТАДИЙ БОЛЕЗНИ

Москва — Санкт-Петербург
«ДИЛЯ»
2001

ББК 51.230
П 12

Данная книга не является учебником по медицине, все рекомендации, приведенные в ней, следует использовать только после согласования с лечащим врачом.

Павлова Н.
П 12 Диагностика и лечение шести стадий болезни. — СПб.: *«ДИЛЯ»*, 2001. — 224 с.
Серия: «Доброго здоровья»
ISBN 5-8174-0269-6

Можно ли жить не болея? Да, конечно!

Нужно только вовремя распознать недуг. Каждая болезнь, согласно древним аюрведическим знаниям, имеет шесть стадий. Конечно, проще всего вернуть себе здоровье на первых двух стадиях. Если же болезнь запущена, то необходимо использовать лечебные средства и специальные знания. В этом вам огромную помощь окажет эта книга. В ней рассказано о старинных и современных методах диагностики и способах исцеления на каждой стадии развития болезни. Используя их, вы сможете сами, с известной степенью достоверности, поставить себе диагноз и жить не болея!

ISBN 5-8174-0269-6

ОТ АВТОРА

Доброго здоровья вам, дорогие читатели!

Хотите, чтобы день прошел удачно? Для этого вам для начала нужно встать в 4 часа утра.

Именно во время восхода и захода солнца в природе происходит настройка всего живого, правда, не все это знают. А это очень важно, и имеет прямое отношение к теории старения. Эти моменты очень важны в жизни человека. Для этого времени необходимо определенное состояние и настроение. Нужно лечь и расслабиться (но не спать), внутренне расслабиться, можно закрыть глаза. Отпустить все мысли. Категорически нельзя в это время есть, заниматься сексом, иначе организм будет подвергаться сильным эмоциональным и физическим перегрузкам.

Тот, кто спит на восходе, тот выращивает и подпитывает свои болезни. На рассвете меняются потоки энергии, вы это почувствуете.

Посмотрите по календарю, когда солнце должно взойти, за полчаса до этого времени встаньте, помойтесь, на рассвете просто сядьте и слушайте музыку рассвета. Идеально делать это на воздухе. Вы услышите гул, каждый день он будет разный. Когда солнце взойдет, наступит мгновенная тишина, а потом запоют птицы, их щебет будет тоже звучать в определенном ритме. Весь живой мир расслабляется и перенастраивается. И вы тоже в это мгновение можете настроиться на мир, здоровье, любовь, удачу. И вам обязательно после этого повезет, и болезни пойдут на убыль, и начнется новая счастливая жизнь. О том, что нужно делать человеку для того, чтобы жить в благости, и рассказывается в моей книге.

Об Аюрведе я впервые услышала от И.И. Ветрова, известного доктора тибетской медицины, директора Центра аюрведической медицины «Дханвантари». Мне посчастливилось быть слушательницей его курсов. Он давно занимался китайской и тибетской медициной. Так было до 1990 года, когда он впервые попал в Индию. Там он встретился с подлинными мастерами Аюрведы. И тогда понял, что и китайская, и тибетская, и персидская, и даже египетская медицины, имеют один источник — Аюрведу. Он понял, что занятия Аюрведой не только дают практические медицинские знания, но и указывают определенный духовный путь, путь постепенного развития сознания, постепенного понимания мира, путь духовной эволюции. Он почувствовал огромную потребность соприкоснуться с этими древними знаниями. Но когда представители Российской Академии Естественных наук предложили ему создать аюрведический центр и начать исследования, он думал, что ничего не получится, так как это знание нельзя сделать профессией: оно должно стать жизнью, им надо дышать, — так однажды ему сказал китайский учитель, один из его первых наставников. Он подумал: «Смогу ли я этим дышать?..» — и тогда стал обращаться к Богу. И в какой-то момент он заметил, что нечто стало приходить ему свыше, закрутились какие-то особые потоки.

В конце II тысячелетия было сделано потрясающее открытие. Оказалось, что в молекуле ДНК заложена информация об устройстве не только одной данной клетки, но и каждого органа, и всего организма. Эта молекула является фактически стандартом существования нашего физического тела. И вот на рубеже III тысячелетия начали происходить изменения в молекуле ДНК. Психогенетики заявили, что происходит нечто особенное, человечество переходит на другой уровень сознания. Перед следующими поколениями, перед детьми, которые рождаются сейчас, хотя мы и ужасаемся подчас их поведению, перед ними поставлены какие-то особые задачи, которые регулируются лишь свыше. Вы можете называть это Природой, Богом или как-то иначе. И все, что сегодня происходит с Аюрведой, было предопределено свыше: был сделан определенный пассионарный толчок, для того, чтобы эта культура обогатила все человечество — стала бы достоянием каждого человека. И вдруг, внезапно, сотни, тысячи людей стали проявлять к этому интерес.

Именно тогда появилась компания «Аюрведа Плюс». Ее основатель — Александр Павлович Цейко. Он долго жил в Индии и общался с замечательными, святыми людьми. Судьбе было угодно, чтобы эти люди: Ветров — ученый и Цейко — деятельный практик, встретились. И тогда была разработана реальная программа развития Аюрведы в России. Они ездили по всей стране, выступали в различных городах. И люди откликались везде, и начинали работать с ними. Результаты были потрясающие. Скоро в России появится Российская Академия Аюрведической медицины, учебное и научное учреждение, где будут проводиться специальные исследования, создаваться новые препараты, адаптированные для российских людей, будут проводиться консультации и лечение. Будет создана первая крупная аюрведическая клиника в России — это уже не за горами; мы надеемся, что такое учреждение появится уже в текущем году. Мы начнем обучать врачей, пригласим для этого хороших специалистов из Индии. Недавно Ветров с Александром Павловичем целый месяц путешествовали по Индии, многому учились и заручились поддержкой людей, которые действительно могут дать то знание, которое невозможно почерпнуть из книг. Они согласились преподавать в Академии Аюрведы в России.

Второй этап — создание центров, в которых будут заниматься не только лечением, но и профилактикой заболеваний. Их должно быть достаточно много. К этому времени у компании будет очень широкий выбор аюрведической продукции. Уже сейчас известно около 7000 препаратов, но мы отобрали самые лучшие, которые могут быть изготовлены в Юго-Восточной Азии, — может быть, 40–50 наименований на первое время. Это и косметические препараты, и лечебные, и омолаживающие (целая группа), и пищевые добавки. А потом мы наладим их производство из отечественных растений, которые адаптированы к местным условиям, согласно принципам Аюрведы, потому что Аюрведа — это знание, которое является частью мировой культуры.

Затем начнется третий этап, когда каждый человек сможет реализовать свои потенциальные способности и Аюрведа будет изучаться не только в медицинском, но и в духовном аспекте.

А теперь я хочу немножко поговорить о совершенно иных подходах к болезни и ее лечению. Все мы знаем, что болезни причиняют нам страдание. Но Аюрведа не считает болезни страданием. Аюрведа считает, что болезнь приходит к нам, чтобы остановить человека и предотвратить страшные последствия неправильных поступков или неверного образа жизни. Болезнь, конечно, неприятна — это то, что мешает нам работать, наслаждаться. Мы думаем, что можем делать все, что угодно. На самом деле это совершенно не так. Мы — часть Вселенной, каждый из нас — клеточка Вселенной. И любая наша мысль подобна семечку, которое мы бросаем в пространство, в котором семя будет расти, но только в том случае, если мы будем его «поливать», то есть будем не только мечтать о хорошем, но и разумно действовать. Эти семена, прорастая, будут изменять все, что окружает нас: наших близких, друзей, все нации, весь мир. Но если мы будем порождать злые семена и укреплять их дурными поступками, то зло, которое возникнет, будет разрушать и нас, и других людей. Об этом сейчас много пишут и говорят, но мы с вами должны это почувствовать, понаблюдать: просто остановиться на секунду и посмотреть внимательно по сторонам...

Итак, болезнь приходит потому, что мы сеем злые семена. И не потому, что мы такие-сякие злодеи, просто мы действуем по каким-то негативным стереотипам: привыкли кому-то завидовать, кого-то критиковать и не считаем это зазорным и чем-то из ряда вон выходящим. Подумаешь, осуждаем других — что в этом особенного? Нормально. Как только люди собираются вместе, тут же начинают «перемывать косточки» отсутствующим. Или начинают жалеть другого человека, думая, что это хорошо. А на самом деле, жалость — это грех, с аюрведической точки зрения. Потому что, жалея человека, мы унижаем его и ограничиваем в его возможностях: мол, да, жаль тебя, ты сам не способен ни на что, но я, великий, могучий и очень добрый, могу тебе помочь, даже материально. На самом деле это не так. Каждый из нас имеет уникальные способности. И когда мы проводим специальные астрологические и биокосморитмологические исследования, то оказывается, что ни один человек не является бездарным. Оказывается, у каждого есть талант. Мы исследовали тысячи людей в течение последних семи лет — у каждого есть уникальные способности, но человек не знает о них или живет в таких условиях, когда эти способности не могут проявиться реально. По этой причине человек реализует только 4% своих потенциальных возможностей и очень страдает от этого. Природа его постоянно направляет: «иди туда, иди туда, иди...» Но человек не слышит, потому что все время торопится. Ему кажется, если он заработает много денег, он получит власть, или станет известным, или всесильным. Но если человек идет не туда (не по пути, предначертанному свыше), то есть нарушает законы эволюции, тогда его останавливают: Природа ли, Бог ли... И тогда появляется болезнь. Болезнь — это не наказание, она — спасение для человека, потому что, остановившись, он начинает думать, почему он заболел. Тогда он начинает хоть что-то читать, идет к врачам — он что-то пытается менять в себе. Главное, начать учиться думать: почему это произошло с вами, и тогда вы будете спасены от большего, от худшего.

Болезнь — это всегда предупреждение. Пороки, действуя на психическом уровне, неизбежно начинают опускаться вниз, они прорастают корнями в наше физическое тело, захватывая негативными влияниями определенных стереотипов различные органы. Например, страх. Существует программа страха. Каждый из нас чего-то боится, допустим, темноты или хулиганов, мы думаем о том, что может не хватить денег, что завтра повысят цены, начнется кризис, или завтра нас уволят с работы, или что-то случится с ребенком, — мы все время чего-то боимся. Когда мы боимся, мы тем самым разбалансируем определенные центры биоинформационного поля.

Музыкант, прежде чем выйти на сцену и что-то исполнить перед зрителями, должен настроить свой инструмент. Каждый инструмент должен быть настроен по камертону. Он должен взять точно звук «ля» и настроить все по этому звуку, иначе его музыка будет фальшивой, и люди будут затыкать уши.

Вот такой же камертон есть и у нас. Он может сам избавить нас от многих болезней. Таким камертоном является биоинформационное тело. Оно регулирует наше состояние. Как только какой-то орган, точнее, его функция нарушена, как только какой-то гормон стал выделяться в большем количестве или просто какой-то показатель крови, та же глюкоза или холестерин, стал выше или ниже, — моментально включается камертонное тело, оно начинает работать. Но если у вас есть какие-то негативные программы, они фактически разрушают сам камертон. Вот это действительно страшно, потому что настройка становится невозможной. И вместо звука «ля» звучит «си», то есть ваш организм начинает вырабатывать неправильное количество гормонов или каких-то ферментов, и какой-то орган может начать давать сбои. Так накапливаются различные клеточные шлаки, потому что организм не способен уже нормально работать. Шлаки будут заполнять все пространство, они будут направляться в кровь. Будут оседать в тех органах, которые соответствуют вашей программе, например, как мы уже говорили, программе страха. Если вы боитесь, то страх будет сжимать ваши почки. Каждый орган имеет еще и свою матрицу на более тонком плане. И эту матрицу видят некоторые люди, обладающие феноменальными сенсорными способностями. Такие люди видят, как матрица почек начинает сжиматься, и почка в это время плохо работает. Изменяется состав крови, кровяное давление, состав мочи. Инфекция, которая была в организме, обостряется, и развивается воспаление, соли выпадают в осадок, и начинается мочекаменная болезнь, появляются боли. А почему? Потому что есть программа страха, которую вы все время проецируете туда. А человек думает, что это все просто так, ерунда. Он начинает принимать какие-то новомодные таблетки, но ничего не помогает. Потому что остались «корни болезни», которые будут постоянно прорастать.

Сейчас западная медицина достигла потрясающего уровня в области хирургии, компьютерной и лабораторной диагностики. Сегодня вы можете прийти в медицинский центр, где вам сделают анализы крови, на компьютере все покажут, все отснимут на УЗИ, сделают сканирование и поставят точный диагноз. Так почему же мы сейчас стали обращаться к Аюрведе? Почему не только мы, весь мир обратился к этому знанию? Да потому что десятки и сотни тысяч медиков, биологов и учёных осознали бесплодность своих усилий, потому что мы с вами все время начинали с конца. И когда организм вдруг проявлял признаки болезни, когда возникали боли в области сердца, или воспалялись почки, или возникали какие-то другие проблемы, мы начинали принимать специальные лекарства, которые подавляли эти симптомы: обезболивали, снимали тошноту или понижали температуру.

Если кто-то получает рак, то подвергает себя страшным излучениям или принимает химиопрепараты, которые окончательно уничтожат все механизмы саморегуляции. И потом он умирает. Почему? Да потому что причина осталась. Потому что это семечко, это растение, которое мы поливаем долгое время, оставило свои корни. Вы можете срезать верхушку этого растения сколько угодно раз, но корни-то остаются. И эти корни будут порождать новые и новые побеги. Вот почему это так важно.

Долгое время люди не понимали, зачем надо быть праведным человеком. «Пускай праведными будут святые», — думают некоторые. Но мы все должны жить в соответствии с законами гармонии. Мы должны резонировать Вселенной. Посмотрите, что происходит в нашем организме: все клеточки подчинены, они имеют множество рецепторов, эти рецепторы реагируют на действия гормонов, ферментов, биологически активных веществ. Повысился в крови инсулин — клетка восприняла сигнал, открыла свой канал, глюкоза вошла. Началась выработка, допустим, каких-то специфических веществ... Идет очень четкое подчинение. Мы с вами тоже клеточки Вселенной, и Вселенная нам дает сигналы каждый день, каждую минуту, в той или иной форме, не обязательно в грубой, неужели нужно непременно толкать или «бить палкой по голове» — это уже крайний случай. Просто нам все время говорят, а мы не слышим, не чувствуем дыхания Вселенной. Но как только мы изменим свое отношение к жизни, как только мы научимся воспринимать сигналы Вселенной, станем действительно сопричастны к этому потоку, то болезни уйдут, и мы не будем стареть. Мы будем сохранять молодость до самой смерти.

Аюрведа — это уникальная система знаний, она основана на том, что все вокруг взаимосвязано и требует равновесия. Все — от буйства извергающейся вулканической лавы до трепетания нежных крылышек бабочки — лишь проявление единой космической энергии. И жить следует в мире — с собою, с людьми, со всем живым, что тебя окружает. Нужно искоренить в себе зло, научиться расслабляться и восстанавливать силы. «Наука жить» — это и есть Аюрведа: древнеиндийская медицина, психология, религия, философия.

Жизнь наша, по мнению индусов, поддерживается и управляется тремя силами (дошами): вата (воздух), пита, (огонь), капха (земля). От соотношения этих сил зависят наш внешний вид, здоровье, характер, интеллектуальные и творческие способности. В идеале воздуха, огня и земли в человеке должно быть поровну, но такие гармоничные особы в природе почти не встречаются. Приходится самое себя гармонизировать. Аюрведа дает самые подробные рекомендации, как это сделать наилучшим образом.

Аюрведа только начинает развиваться в России, нам многому предстоит еще научиться. Общеизвестно, что легче предупредить заболевание, чем вылечить больного человека. Аюрведа позволяет каждому, учитывая индивидуальные особенности организма и влияние на него внешних факторов, выбрать оптимальный в данных условиях образ жизни. Большие надежды вселяет также и перспектива использования аюрведических знаний в процессе формирования нового здорового поколения.

Если сравнить Аюрведу с другими медицинскими системами мира, то Аюрведа стоит выше всех. Во всем мире нет другой медицинской системы, которая предлагала бы такую всеобъемлющую парадигму, философский ключ к пониманию человеческого здоровья.

Любую медицинскую систему можно оценивать по многим параметрам, и у каждой есть свои ограничения. Это относится и к современной медицине. В России большинство населения полагается на услуги традиционной медицинской системы для решения проблем здоровья. Однако было бы логично иметь альтернативу этой системе. Аюрведа, проверенная временем, могла бы принести много пользы россиянам.

На наших глазах происходит удивительное явление — слияние знаний, подходов и методов интегральной медицины Востока (Индии, Китая, Тибета, Арабского Востока) с европейской технократической медициной, основанной на достижениях биохимии, молекулярной биологии, физиологии, оптоэлектроники, физики и других наук. Основой будущего врачевания станет синтетическое знание этих ветвей медицины. Рефлексо-, фито-, бальнео-, психо-, йога-, гирудотерапия — точки кристаллизации внимания многих передовых врачей мира. Сегодня разработаны уникальные диагностические аппаратурные методики диагностирования. Правда, мы зачастую не всегда знаем обо всех достижениях в медицине, плохо ориентируемся в том, какую помощь нам может оказать тот или иной специалист-медик или назначенное нам обследование. Поэтому я сочла нужным написать и о тех методах диагностики и обследований, которые нам могут предложить в любой городской поликлинике. Человек, вооруженный этими элементарными знаниями, сможет свободнее ориентироваться в ситуации, следовательно, будет более защищенным в борьбе за здоровье.

Ваша Нина Павлова

АЮРВЕДА — ДАР БОГОВ

Вот тебе два дела, — сделай хоть одно из них,
Коль прославиться делами хочешь пред людьми.
Или то, что сам ты знаешь, передай другим,
Или то, чего не знаешь, от других возьми!

Анвари

Идеальное здоровье, гармония во всем... Кто не мечтает об этом? Достичь совершенства поможет древнее учение, пришедшее к нам из Индии. Ему свыше 5000 лет. И до сих пор оно находит немало последователей.

Все началось очень давно, в те времена, которые мы с вами плохо себе представляем. Считается, что много тысяч лет тому назад при слиянии двух очень могущественных культур, двух великих цивилизаций, дравидов и древних ариев, которые погибли в результате всемирной катастрофы, появилась эта удивительная наука, которую называют Аюрведа. Как, почему это произошло, сейчас трудно сказать, есть много теорий и гипотез, но они пока не доказаны. В эти древние времена жили люди, которые называли себя вайдьями. Они покинули крупные города и жили очень уединенно, в основном в лесах или горах. Уже в те далекие времена им было известно, что человек — это маленькая частица Вселенной или, как они говорили, — ее клеточка, которая, подобно осколку голограммы, отражает сущность всей Вселенной.

Все есть в человеке, все виды энергий, которые присутствуют в Космосе, все пять первоэлементов, все стихии, и даже самые высшие силы, даже сам Бог присутствует в человеке. Поэтому человек самым тесным образом связан со Вселенной. Вайдьи ощущали эту связь. Они знали, что человек зависит от планетных, лунных, циркадных и других циклов, даже смена времен года или дня и ночи не проходят для него бесследно. Они знали, что каждый орган в человеке аналогичен какому-либо определенному растению или животному, потому что они «звучат» и «работают» на одинаковых частотах. Никто не знает о том, как жили эти люди. Но со временем слава о них стала распространяться по всей планете, потому что цивилизация, которую создали арии и дравиды, постепенно, благодаря своей культуре и искусству, завоевала практически весь мир. К сожалению, она погибла. Но за много тысячелетий до этого вайдьи были уже известны как целители, и к ним обращались за помощью. Люди заметили, что вайдьи странным образом сохраняли свою молодость и даже в очень преклонном возрасте были активны и деятельны, сами не болели и всю жизнь очень много делали для других. Лишь перед самой смертью у них внезапно и стремительно появлялись признаки старости, и они мгновенно умирали. Это, конечно, очень привлекало к ним внимание: все хотели понять, как эти мудрецы достигали подобного здоровья, тем более что и продолжительность их жизни была в три раза больше, чем у других.

Затем появился Дханвантари — необыкновенная личность. Считается, что сам Господь проявил себя через него. Он пришел на землю для того, чтобы систематизировать и утвердить знания Аюрведы, накопленные многими тысячелетиями у древних вайдьев. Тогда-то и была создана Дханвантари-самхита, самый древний канон Аюрведы из всех известных сейчас на земле. Впоследствии школы, идущие от Дханвантари, образовали восемь направлений медицины, которые, по сути, и стали источником медицинского знания, как на Востоке, так и на Западе. Уже в начале нашей эпохи, мы считаем ее от Рождества Христова, три главных канона Аюрведы (а всего их существует несколько сотен) — Чарака-самхита, Сушрута-самхита и Аштанга-хридая-самхита были переведены на многие языки мира. Это сделали в первую очередь персы, затем китайцы, тибетцы, арабы, а потом и другие. Аюрведическое знание стало доступным людям и в странах Средиземноморья, и в Европе, не говоря уже о Юго-Восточной Азии. Таким образом, Аюрведа какое-то время существовала в трансформированном виде везде, повсеместно. Иногда ее называют китайской медициной, хотя доподлинно известно, что вся китайская медицина основана на древнейшем аюрведическом трактате Сомараджа, где подробно описаны все так называемые каналы акупунктуры и даны практические советы по лечению. Акупунктура применялась еще во времена Дханвантари, так же как и гирудотерапия (лечение пиявками), и пластические операции, и трансплантация органов. Все это, описанное в канонах, было доступно древним ариям. Именно эти знания проповедовались и применялись в Китае и на Тибете. Этими знаниями обладал Гиппократ, который считается у нас отцом западной медицины. Авиценна, известный как основатель целого направления медицины в Средней Азии, сам писал о том, что он пользовался переводом на фарси одного из главных канонов Аюрведы. В средние века аюрведическое знание предается забвению и практически до конца XX века о нем предпочитали не вспоминать. И только сейчас, когда многие древние знания начинают практиковаться и осмысливаться по-новому,

Аюрведа становится очень популярной не только на Западе, но и у нас, в России.

Аюрведа полностью полагается на могущество Природы. Любое лечение должно служить лишь подспорьем. Аюрведа подчеркивает важность естественного иммунитета к болезням, и потому в лечении используется небольшое количество лекарств. В основном это растительные, а не синтетические препараты. В России до сих пор не задействован огромный потенциал лекарственных трав. Знания Аюрведы помогут понять разнообразные способы применения этих средств. Следовательно, процесс лечения будет безопасным и недорогим.

Согласно Аюрведе, в человеке сокрыто множество внутренних сил. Своевременное лечение и образовательные мероприятия помогут простым людям раскрыть в себе эти силы. Терапия расаяны и практика йоги уже давно известны как эффективные методы развития физических, ментальных и интеллектуальных сил. Есть немало препаратов, которые служат для улучшения памяти и интеллекта у детей.

Аюрведа открывает российским ученым новое поле для исследований. Она раскрывает новые горизонты для медиков и новые темы для исследований в клинической сфере, а также в фармакологии. Кроме того, для исследователя Аюрведа является новой философией медицины.

Врач должен быть философом. И более того, только философ может стать хорошим врачом — такова позиция Аюрведы. Без знания философских аспектов человек не может лечить. Объяснение философских основ жизни — это уже профилактические лечение, а иногда и непосредственное. Если я говорю о том, чего следует избегать, — это уже лечение. Не обязательно давать лекарства, иногда необходимо просто дать совет, пообщаться. Практически невозможно четко разграничить философию и практику, обе составляющие находятся в плотном взаимодействии: тот, кто проповедует, должен практиковать.

Бесспорным фактом является то, что Аюрведа развивалась параллельно с индуизмом как таковым, с индийской философией, религиозностью и культурой, тем не менее, она является независимой, самостоятельной областью знаний. Аюрведа принимает все, что относится к духовному наследию, но она все хочет подтвердить на уровне разума, всему найти рациональное объяснение. Аюрведа — это не религия, это система древних медицинских знаний, необходимых и врачу, и пациенту. Кроме того, во многих частях мира Аюрведа пропагандируется как фитотерапия. Да, травы используются в Аюрведе, но основная часть предписаний в Аюрведе основана на профилактических мерах, без использования медицинских препаратов. Это корректировка стиля жизни, контроль ума, всевозможные диеты. Если рекомендовать Аюрведу только как фитотерапию, то это будет неправильной интерпретацией, ведь эта ее часть составляет максимум 25% от всего объема.

АЮРВЕДИЧЕСКИЙ ВРАЧ

Образ врача в Аюрведической медицине —это, прежде всего, образ святого мудреца, который не только лечит тело, но, прежде всего, душу. Главная обязанность его — пробудить сознание Бога в сердце пациента, а затем использовать травы и другие методы для лечения. Аюрведа считает причиной всех болезней забвение Бога, и, естественно, чтобы выздороветь, нужно вспомнить о Нем.

Чтобы давать науку о Боге другим, врач Аюрведы должен быть сам реализовавшейся личностью. Даже если доктор отлично изучил Аюрведу, но не достиг самореализации или больше заинтересован в славе или деньгах, а не в духовном развитии, то он никогда не будет хорошим практикующим врачом. Поскольку он не сможет указать своим пациентам на цель жизни — познание Бога. Поскольку первейшей обязанностью аюрведического врача является обучение людей чистому, духовному образу жизни, то он сам должен быть в достаточной степени чист.

МЕДИЦИНА + АЮРВЕДА?

Западная медицина нового времени стремится устранить из лечения религиозный аспект. Этот шаг был необходим для научного накопления и обобщения достоверных данных. Догмы организованной религии, авторитарность и стремление подавлять инакомыслие не должны вторгаться в сферу знания, где требуется объективность оценки данных, полученных в результате экспериментов.

Медицина отделилась от религии и превратилась в сугубо научную сферу знаний. С одной стороны, это привело к прогрессирующему развитию физиологии, генетики, вирусологии и онкологии. С другой, — привело к коммерциализации медицины, и это понятно: чтобы наука развивалась, кто-то должен платить за исследования.

Исключив духовный аспект, традиционная медицина утратила саму суть того, ради чего необходимо исцеление. Болезнь и страдания, связанные с ней, требуют пересмотра всей нашей жизни с духовной точки зрения. Страдание — это неотъемлемый компонент материального мира, который помогает нам пробудить наше сознание к более высокой реальности. Согласно Упанишадам, болезнь — это высшая форма аскетизма, при помощи которого можно познать истину жизни и существование души.

Мы знаем, что страдания и болезни —неотъемлемый компонент жизни. Но если физические страдания неизбежны, мы должны научиться тому, чтобы эти страдания не нарушали наше внутреннее эмоциональное состояние. И чтобы в результате этих страданий мы не деградировали, а становились сильнее и мудрее.

Для того чтобы суметь возвыситься духовно, мы должны быть всесторонне развиты: и физически, и эмоционально, и интеллектуально. Можно привести в пример альпиниста, который решил покорить горную вершину. У него есть ботинки с шипами, ледоруб, веревки — все необходимое. Но если у него нет силы, то он не сможет залезть на скалу. И цель Аюрведы, прежде всего, состоит в том, чтобы помочь человеку совершенствоваться духовно и давать ему для этого силы.

Обязанность аюрведического врача в том, чтобы пробудить в человеке осознание необходимости следования цели человеческой жизни. Альберт Эйнштейн часто повторял: «Господь Бог не играет в кости со Вселенной, во всем есть свой порядок и причина». И, в соответствии с ведической концепцией, желание человека жить долго и в здравии может осуществиться через познание своей истинной сущности, наших взаимоотношений с божественным источником всех причин.

Духовное консультирование — это один из главных аспектов деятельности аюрведического врача. Нужно показать пациенту его внутреннюю божественную природу и пробудить в нем ответственность в осознании этой природы, и это самое лучшее лекарство. Это конструктивный путь, направленный на построение новой реальности, вместо копания в собственных недостатках, ошибках и заблуждениях, что может только углубить проблему и наш негативный опыт.

Связь между бездуховностью и онкологическими заболеваниями подтверждается современными исследованиями. Известный психоонколог из США доктор Симмонтон считает, что все его пациенты заболели раком потому, что имели нерешенные проблемы в духовной жизни.

Поскольку в Аюрведе такое большое внимание уделяется духовному аспекту жизни, то естественно, что все лечебные меры направлены на то, чтобы способствовать прогрессу в духовной жизни. И Аюрведа дает знание не только о том, как лечить болезни, но и о том, как различные аспекты нашей жизни помогают или препятствуют нашему духовному росту. Аюрведа описывает такие стороны жизни как диета, режим дня, работа, взаимоотношения с окружающими и то, как привести в порядок свою жизнь, чтобы иметь возможность сконцентрироваться на развитии духовного компонента нашего существования.

ЗДОРОВЬЕ И ТИП КОНСТИТУЦИИ

История болезни человека —
это история всей его жизни.

И.И. Павлов

В этой главе мы опять поговорим о самом главном в Аюрведе — принципе трех дош, которые изначально определяют не только конституционное сложение человека, но и предрасположенность его к тем или иным заболеваниям и определенному образу жизни. Я пишу об этом достаточно подробно во всех своих книгах, так как без этого будут совершенно непонятны аюрведические способы и методы профилактики и лечения заболеваний.

Три доши — вата, питта и капха — это кардинальный принцип Аюрведы. Если мы научимся правильно различать функции и качества дош, то мы сможем диагностировать любое физиологическое состояние, любую патологию тела.

Рассмотрим несколько характерных примеров, которые помогут вам получить представление о природе действия дош. В дальнейшем вы можете сами домыслить и уяснить, каковы эти функции и качества в каждом конкретном случае.

Начнем с функции доши **вата**. Действие вата-доши мы можем ощутить в порыве энтузиазма или в приливе бодрости. Когда мы находимся в состоянии бодрствования, в нас преобладает вата, а во время сна — капха-доша. Важнейшая функция доши вата — это движение сознательное (движение рук, ног и т.д.) или бессознательное (дыхание, сердцебиение). С действиями доши вата связаны также отправления естественных потребностей: мочеиспускание, семяизвержение, дефекация, чихание и кашель, и все соответствующие им рефлексы. Процесс метаболизма осуществляется ватой при участии питты, но функции, исполняемые питтой и ватой, различны. Питта обеспечивает огонь пищеварения, а вата — движение пищевых веществ и веществ внутренней секреции по телу. Практически все органы чувств действуют с помощью ваты, которая обеспечивает их восприятие, и если они функционируют нормально, значит, вата находится в равновесии.

Теперь о доше **питта**. Как я уже упоминала, самая важная ее функция — это пищеварение. Благодаря питте мы ощущаем голод, жажду, аппетит. Именно питта обеспечивает телу его нормальную жизненную температуру. Она обеспечивает функционирование зрения и дает возможность различать цвет и форму. От нее зависит фактура, блеск и цвет кожи. Практически все биохимические процессы, происходящие в мозгу, деятельность нейротрансмиттеров, также обеспечиваются питтой. Обобщая наше представление о питте, можно сказать, что все биохимические процессы, имеющие место в нашем теле, связаны с ней.

Перейдем к рассмотрению **капхи**. Капха — это тот фактор, который обеспечивает тело стабильностью. К капхе относятся все «смазочные» функции, благодаря которым тело способно плавно двигаться. Она обеспечивает защиту органов, как, например, мозг, а также обеспечивает плавное перемещение пищевых и прочих веществ по телу.

Практически все телесные жидкости можно отнести к капхе. Таким образом, она выполняет функцию увлажнения в нашем теле. Еще одна важная функция капхи: благодаря свойству клейкости, она обеспечивает нормальную работу суставов нашего тела. К капхе также относятся некоторые важные, позитивные психологические функции мозга: способность владеть собой, терпение, сдержанность, свобода от алчности и т. д.

Таковы основные функции трех дош в нашем теле. Исходя из этих базовых интерпретаций, можно получить представление и о других функциях дош.

У каждой доши помимо функций есть еще и качества. Под качествами подразумеваются особые характеристики, свойственные только данной доше, с их помощью доши можно отличать друг от друга. Конечно, эти характеристики в той или иной степени условны. К примеру, когда мы говорим о каком-то человеке, что он высокий, то, как правило, мы под этим подразумеваем, что его рост несколько выше среднего. Также, когда мы говорим о цвете тела: по отношению к европейцам мы будем применять один стандарт, а по отношению к индийцам — другой, т. е. имеет место определенная относительность, сравнительность. Следовательно, различение качеств трех дош позволит правильно определять их соотношение и пропорции в нашем теле.

Возьмем, опять же, дошу вата. Вата — это единственная доша в нашем теле, которая отличается сухостью. Это ее качество. Следовательно, там, где в теле мы обнаруживаем сухость, можно говорить о преобладании ваты. Мы можем в этом убедиться на простом опыте. Например, в определенных климатических условиях, на воздухе, наша кожа сохнет. Это говорит нам об относительном увеличении, или усилении, доши ваты. Поскольку пониженная влажность воздуха или недостаток воды в нашем организме приводят к высыханию кожи, то мы можем констатировать, что уменьшилась капха, ведь влажность — ее функция, и, наоборот, увеличилась или усилилась вата.

Еще одно качество ваты — это легкость. Капху, в этом отношении, можно назвать, наоборот, — тяжелой. Исходя из этого качества, можно понять, что если вес тела увеличивается, то усиливается капха, а если вес тела, наоборот, снижается, то происходит увеличение, усиление ваты.

При определенных болезнях, например, параличе, мы видим, что некоторые части тела как бы отсыхают, т. е. они теряют вес и активность. В таких случаях можно констатировать, что в этой части тела капха уменьшается и увеличивается вата. При таком заболевании, как синдром Альцгеймера, ткани мозга также убывают и вес мозга становится меньше, — в этом случае мы также можем говорить об уменьшении капхи и увеличении ваты.

Еще одним из качеств капхи и ваты является холод. Вспомним, из каких элементов состоят доши: *эфир-воздух, огонь-вода, вода-земля.*

Вата состоит из эфира и воздуха, а холод имеет отношение как раз к воздуху, это качество воздуха. Капха состоит из воды и земли, и холод в капхе относится к воде. Таким образом, холод, как результат, один, но его происхождение может быть разное, он может возникнуть как под действием воздуха в вате, так и под действием воды, содержащейся в капхе.

Проиллюстрируем это на примере. Если человек выпьет много холодной воды, то он ощутит понижение температуры тела; в данном случае это происходит под влиянием капхи. Если же человек подвергается воздействию холодного ветра, то он также ощутит понижение температуры тела, но оно будет сопровождаться высыханием кожи, чего не происходит при употреблении большого количества холодной воды. Поэтому можно сделать вывод, что понижение температуры в данном случае вызвано ватой.

Питта — единственная доша, которая имеет качество тепла (огня). Практически во всех случаях, когда мы наблюдаем повышение температуры тела, будь то при болезни (лихорадочное состояние) или вследствие каких-либо физических нагрузок (занятия спортом), мы можем сделать вывод о том, что в теле повысилась, или усилилась, питта.

Мы уже упоминали о том, что любая грубость кожи — это признак ваты, и, наоборот, если кожа гладкая, то это влияние капхи. Подобное свойство капхи сглаживать поверхности относится не только к коже, но и к внутренним органам, к поверхностям мышц, поверхности тела при жировых отложениях, суставам. Тогда как случай запора, когда кал становится сухим и грубым, свидетельствует об увеличении ваты.

Вата по своей природе очень тонка, этот тонкий элемент может проникнуть практически в любое пространство, в любую полость, в любое место тела. Этот элемент настолько тонок, что мы не можем ощутить его с помощью своих органов чувств, мы можем констатировать его присутствие лишь по наличию некоторых признаков. С помощью определенных упражнений, в определенном состоянии сознания можно ощутить присутствие ваты, но это восприятие не может дать представление о вате как таковой. Такие современные термины как биоэнергия, жизненная энергия, сравнимы с определением ваты, но они также невидимы, их не определить через бытовое восприятие.

Здесь интересно отметить попытки создания методов и технических средств для определения подобного рода категорий. Например, фотографии Кирлиана. Но в любом случае, даже смотря на подобного рода снимки, мы не сможем осознать природу ваты во всей ее полноте, нам будут доступны лишь определенные проявления. Ведь вата настолько тонка, что даже фотографии Кирлиана вряд ли позволят нам увидеть всю «целостность» ваты, скорее речь идет о частичном видении каких-то импульсов.

Питта чуть грубее по своей природе, поэтому ее можно ощутить на физическом уровне. К питте можно отнести такие вещества, как энзимы, гормоны и тому подобное.

Капха еще более грубая доша, и мы прекрасно можем ее видеть и ощущать, например, в виде жидкостей в теле. Так что капха находится на одной стороне спектра — она самая грубая, а вата на другой, как самая тонкая, незримая.

Питта по своей природе обладает резким, быстротечным действием. Однако вата действует еще быстрее, потому что она еще тоньше. Капха — более вялая, апатичная. Ее действие можно увидеть на примере слизи и подобного рода выделений. Капха клейкая и липкая по своей природе; питта обладает более жидкими, текучими качествами, а вата — это даже не газ, а еще более тонкая субстанция, которая может передвигаться очень быстро.

Рассмотрим связь между дошами и гунами. Доша — это понятие, которое преимущественно относится к грубому телу, в то время как гуны относятся скорее к тонкому телу — уму, разуму и т.д. Однако несомненно, что как грубое тело воздействует на ум, так и ум, в свою очередь, может оказывать значительное влияние на тело. Но для упрощения понимания можно принять, что гуны относятся, в основном, к уму и тонкому телу, а доши — к грубому, физическому телу.

В аюрведических текстах приводится довольно подробное описание гун, под влиянием которых находится тот или иной менталитет. С психологической точки зрения эти вопросы рассматриваются, как правило, подробно. С более упрощенной, физиологической точки зрения, можно сказать так: человек, у которого преобладает капха, имеет более саттвичную природу, раджас-гуна (сейчас мы не будем рассматривать качества этих гун более подробно) скорее связана с питтой, а тамас-гуна — с природой ваты.

Теперь перейдем к объяснению конституций тела. У каждого человека можно отметить преобладание в какой-то степени той или иной доши. Если кто-то от рождения худой и высокий, то это, как правило, соответствует вата-конституции. У того, кто генетически предрасположен к полноте и чье тело имеет пониженную температуру, преобладает капха. Есть люди, у которых очень горячий темперамент от природы, иногда у них повышенная температура тела; о таких мы говорим, что это проявление питты. Однако, хотя во всех этих случаях мы наблюдаем преобладание той или иной доши, мы не считаем это состояние болезненным, это считается природой или конституцией данного человека.

Свою конституцию люди наследуют от родителей. Они получают ее от генетического тела в момент зачатия, когда сперматозоид и яйцеклетка соединяются в зиготу. Сперма и яйцеклетка также состоят из пяти бхут, и у них есть свои доши. Если капха увеличена в сперматозоиде, то это увеличение отразится и на зиготе, и на будущем младенце. У такого человека будет преобладать капха в природе. Если увеличение той или иной доши в сперматозоиде находится в определенных пределах, в пределах какой-то нормы, то это, скорее всего, не приведет к патологии, в то время как увеличение одной из дош сверх нормы может привести к патологии и даже смерти зародыша. В тех случаях, когда имеет место довольно сильная диспропорция дош, однако недостаточная для того, чтобы убить зародыш, может родиться ребенок с врожденными заболеваниями. То есть тот дисбаланс, который имелся в сперматозоиде в момент зачатия, будет определять конституцию человека на всю оставшуюся жизнь.

В Аюрведе рассматривается семь типов телесных конституций. Три самых простых, где преобладает какая-то одна доша — капха, питта, вата; три, в которых преобладают сочетания двух дош — питта-вата, капха-вата, питта-капха, и седьмая категория, когда все три доши находятся в равновесии (самадоша). Подобное сбалансированное состояние дош считается самым лучшим.

Если сравнить с гунами, то, естественно, мы заметим, что ближе всего к саттва-гуне расположено такое состояние, в котором доши находятся в равновесии (капха располагается несколько ниже), а самой неудачной природой, с точки зрения пракрити, считается вата-пракрити, то есть природа с преобладанием ваты. Эта «неудачливость» выражается в том, что люди с преобладанием определенной доши в своей конституции склонны к заболеванию болезнями, связанными с этой дошей, допустим, люди с природой ваты будут подвержены болезням ваты. Люди с увеличением капхи, например, будут склонны к болезням, возникающим на почве дисбаланса капхи.

На опыте друзей и знакомых можно заметить, что на одних очень сильно влияет дождь: они обязательно простужаются, получают какие-то болезни, если попадают под дождь, в то время как с другими от этого ничего не происходит. Подобным же образом на людей с природой питты очень сильно влияет алкоголь, даже если они выпивают не так много — он действует на них очень быстро. Такую роль играет природа, конституция. Можно также обнаружить связь трех дош с некоторыми другими факторами: географическими и климатическими условиями, в которых мы живем, и так далее.

Если взять жизнь человека, то считается, что в детстве преобладает капха, в молодости — питта, а в старости — вата. Следовательно, в определенные периоды жизни человек более предрасположен к болезням соответствующих дош. К примеру, всем известно, что дети легко заболевают болезнями дыхательных путей, быстро простужаются и т.д., в то время как в старости у людей чаще появляются функциональные нарушения, такие болезни, как паралич, болезнь Паркинсона. Зимой люди более склонны к заболеваниям природы ваты, весной — капхи, а осенью — питты. Если взять распределение по суткам, то утром преобладает капха, днем — питта, вечером — вата. Если у нас болезнь дыхательных путей, то, как правило, обострение наступает утром. Например, больные астмой утром замечают, что им труднее дышать, потому что увеличиваются разные выделения. Подобным же образом болезни питты обостряются днем, а болезни ваты — вечером.

Географическое положение также оказывает влияние на баланс дош. Высотные области считаются районами, в которых преобладает вата, в то время как низменности, особенно если недалеко расположены водоемы или побережье, связаны с капхой. Самыми здоровыми считаются районы с умеренным климатом, без сильных колебаний влажности и расположенные на средней высоте. После этого объяснения нетрудно догадаться, какая доша преобладает в Петербурге.

Итак, в Аюрведе, при постановке диагноза, учитываются все второстепенные факторы: климатические условия, время года, температура и т.д.

Авторитетные тексты описывают, какими характеристиками обладает та или иная природа тела, но теоретического знания, базирующегося на подобных текстах, недостаточно. Опыт врача, который этим занимается, имеет принципиальное значение. Это, конечно, не то чтобы какая-то редкая способность, (подобную способность может развить любой человек), но это требует очень продолжительной практики, наблюдений за множеством людей в усилии понять их природу.

Последнее время появились компьютерные программы, которые при прохождении теста выдают диагноз, но вряд ли эти программы обладают большой эффективностью. Собственный опыт квалифицированного аюрведического врача имеет огромное значение.

Тест на определение типа конституции

Согласно Аюрведе, в каждом человеке в определенной пропорции текут «три жидкости»: вата, питта и капха, то есть воздух, огонь и вода, которые являются одновременно и основными элементами мироздания. Названные дошами, они управляют внутренними силами человека: определяют характер, манеру поведения, склонности, вкусы. Когда силы эти разбалансированы, в организме возникают болезни. Вот почему, по Аюрведе, главное для выздоровления — восстановить равновесие этих внутренних сил, придерживаясь определенной диеты и изменяя жизненные привычки.

Только аюрведический врач (кавирадж) может с максимальной точностью определить тип человека (надо заметить, что четко выраженных типов не бывает) и назначить строго индивидуальное лечение. Ведь то, что хорошо для одного, может убить другого. Поэтому лучше довериться профессионалам, которые утверждают, что вата — люди достаточно возбудимые, активные, беспокойные; питта — легкие на подъем, решительные, честолюбивые, ревнивые; капха — физически сильные, выносливые, терпеливые.

Определите свой тип *

Определение	В	П	К
Я родилась	крошкой	средних размеров	крепышом
Сейчас я	высокая и худая, миниатюрная	среднего роста	пышечка
Мои глаза	маленькие	пропорциональные лицу	большие

Окончание

	В	П	К
Мои пальцы	длинные	средние	короткие
Мой рот	маленький	пропорциональный лицу	большой
Мои зубы	неровные	средних размеров и желтоватые	крупные и белые
Я и еда	люблю поесть, но ем нерегулярно	стараюсь питаться регулярно	люблю покушать и питаюсь сытно
Я потею	почти никогда	при малейшей нагрузке	всегда, но слегка
Мой вес	трудно набрать	легко поправляюсь и легко худею	трудно сбросить
Я говорю	быстро	как придется, главное — быть понятой	немного и медленно
О сне	беспокойно сплю и много раз просыпаюсь	легко засыпаю и легко просыпаюсь	легко засыпаю и с трудом просыпаюсь
Мой характер	гибкий	терпимый	упорный
Когда у меня проблемы	я беспокоюсь и испытываю страх	чувствую себя одинокой и раздражаюсь	жду сочувствия от окружающих и начинаю много есть

** Для удобства читателей повторяем этот тест, опубликованный в моей книге «Расаяна — древняя наука омоложения».*

2 Зак. № 621

Итак, если у вас больше букв В, то вы — вата, если П — питта, если К — капха. Если же нет явного преимущества, значит вы обладаете признаками и других стихий. Помните, что тест этот весьма условен и только врач может квалифицированно определить ваш тип.

ПСИХИЧЕСКАЯ КОНСТИТУЦИЯ ЧЕЛОВЕКА

В ведической системе психическая конституция обычно определяется по трем гунам: ***саттва***, ***раджас*** и ***тамас***. Они проявляются как ***ясность***, ***рассеянность*** и ***тупость*** соответственно.

Саттвичный тип человека имеет гармоничную природу и легко приспосабливается к людям и обстоятельствам. Он стремится к равновесию и спокойствию ума, **тем самым лишая болезнь психических корней (!)**. Люди этого типа внимательны к другим и заботятся о себе. Жизнь они рассматривают как необходимый опыт и стараются видеть благо во всем, в том числе и в болезни.

Люди ***раджасичного*** типа обычно наделены большой энергией, но могут сами себя сжечь чрезмерной активностью. Болезнь у них обычно протекает остро и выздоровление возможно только при изменениях в образе жизни и отказе от вредных привычек. Они нетерпеливы и непоследовательны в лечении болезни, не желают тратить время для своего выздоровления или брать на себя ответственность за свое здоровье. Они предпочитают, чтобы врач брал всю ответственность за их здоровье на себя, и обычно спрашивают: «А вы гарантируете, что меня вылечите?». В своих болезнях они предпочитают винить кого угодно, кроме самих себя. Наша современная культура очень раджасична. Поэтому некоторые наши раджасичные черты могут быть обусловлены скорее внешними обстоятельствами, чем нашей собственной природой.

Тамасичный тип больше других расположен к затяжным, хроническим болезням, в том числе к раку. Энергия и эмоции человека такого типа склонны к застою, а болезни, как правило, глубоко укоренившиеся, упорные и трудноизлечимые. Люди этого типа не стремятся к тому, чтобы получить необходимое лечение, и их гигиена обычно на низком уровне. Они воспринимают свою болезнь как судьбу и не используют тех методов, которые могли бы помочь им излечиться.

Для того чтобы возвыситься до саттва-гуны мы должны открыть наш ум для восприятия высших аспектов человеческой жизни. В результате того, что длительное время наш ум был закрыт для духовных вопросов, неудовлетворенность жизнью может стать хронической и мы, не находя выхода из ситуации, живем под управлением гун материальной природы.

Современная культура или то, что мы воспринимаем как культуру, как уклад жизни, очень раджасична. Человеку, находящемуся под влиянием раджагуны, свойственно искать удовлетворение вне себя во внешнем мире. Но материальный мир — это место страданий и попытки найти гармонию вне себя обречены на провал. Поэтому мы должны культивировать саттвичный образ жизни и создавать свое культурное пространство, куда бы не проникало культурологическое влияние материалистического общества. Потому, что это влияние неизбежно ведет человека к психическому заболеванию и может вызвать болезнь у совершенно здорового человека. Мы должны найти мир и покой в своей душе. Наш ум сатвичен по своей природе, а саттва-гуна — это гармония и совершенство во всем.

Пренебрежение нашим внутренним голосом, голосом нашей души — это корень всех психических нарушений. Мы никогда не должны идти против своей совести. Тот, кто действует и думает под воздействием обстоятельств и не слушает свой внутренний голос, голос своей совести, никогда не узнает чувства внутренней безопасности и покоя, необходимого для психического здоровья. Наш бессознательный ум — очень могущественная сила. Он дает нам защиту от того, чтобы мы не действовали против правил морали, против нашей совести. Если мы переступаем через самих себя, мы будем скорбеть и сожалеть об этом в своем сердце. Такая внутренняя скорбь является причиной умственных расстройств — неудовлетворенности и беспокойства.

Люди, ведущие материалистический образ жизни, всегда идут против голоса своей совести и поэтому, сколько бы они ни купили вещей, они всегда чувствуют себя несчастными. Душа человека изначально полна счастья, знания и блаженства. Потеря этого счастья делает человека злым, подавленным, лишенным чувства внутренней безопасности.

Но человек не может жить без счастья или без какого-то удовлетворения для своей души. Если мы не испытываем это естественное счастье из-за того, что утратили связь со своей душой, то мы будем искать искусственные методы того, как получить удовлетворение и облегчение от ментальных страданий.

Такого рода люди читают тысячи глупейших романов, смотрят сериалы или разглядывают сексуальные картинки, курят, пьют водку, принимают наркотики — лишь бы ослабить это чувство внутренней неудовлетворенности. Выбраться из круговорота наших желаний очень трудно.

В жизни современного общества столько много беспокойств, а беспокойный ум очень трудно контролировать, и он создает тысячи желаний, которые не могут быть удовлетворены. Эти желания накапливаются как нечистоты в тонком теле (душе) человека.

Итак, подводя итог вышесказанному, — существуют три основных природных начала, которыми мотивированы все проявления человеческого характера:

1) саттва — гуна благости, основа умиротворения, терпения, смирения;

2) раджас — гуна страсти, активное, деятельное, стимулирующее начало;

3) тамас — гуна неведения, источник невежества, косности, заблуждений.

Гуны очень динамичны и влияют на нашу психику по закону соответствия, проявляя уровень сознания человека. Их сочетание между собой создает всевозможные комбинации оттенков нашей психики. Неуравновешенность гун может вызывать большие психологические напряжения в человеке.

Саттва-гуна дарует умиротворение, спокойствие, ясность ума, жизнерадостность, оптимистичность, энергичность, искренность, терпимость, доброту, милосердие, сострадательность, щедрость, скромность и отсутствие привязанности к наслаждениям. Обычно современным людям очень трудно удерживать свое сознание в гуне добродетели, которая отражает закон вселенской гармонии и ярко проявлена в нашем мире у праведников, йогов и святых мудрецов. Саттва-гуна дает защиту от многочисленных болезней, преждевременной старости и смерти. Большинство людей могут удерживать состояние гуны благости лишь очень короткое время, так как подвержены влиянию раджаса и тамаса.

Раджа-гуна, овладевая нашей психикой, лишает нас правильного восприятия мира, порождает очень сильные привязанности к объектам чувств (пристрастия), в результате чего затрачивается огромное количество энергии на их достижение. Гуна страсти затуманивает сознание и способствует проявлению многочисленных пороков и влиянию отрицательных психологических стереотипов, которые считаются в Аюрведе корнями большинства болезней. Симптомами раджа-гуны считаются: гордыня, эгоцентризм, раздражительность, зависть, алчность, гневливость, ненависть, ревность, похотливость, импульсивность, умственное беспокойство, нетерпимость, склонность к насилию, властолюбие, болтливость, страх и другие. С точки зрения Аюрведы, любой из этих симптомов свидетельствует о зарождающейся болезни.

Тама-гуна, погружая сознание человека в невежество, вызывает умственную инерцию, сон, апатию, медлительность, лень, наплевательское отношение к своей и чужой судьбе; рождает зависимость от стимуляторов и наркотических средств, склонность постоянно впадать в иллюзии, тупость, неразборчивость в том, что является благом, а что злом. Если доминирует гуна невежества, человек утрачивает желание заботиться о своем здоровье, он часто питается испорченной или несоответствующей пищей, не соблюдает правильный режим дня, разрушает свое тело алкоголем и наркотиками и обращается к врачам лишь на стадии, когда болезнь уже сильно проявлена в теле. Таким образом, если раджа-гуна или тама-гуна начинают доминировать в нашем сознании, Аюрведа считает это первой стадией болезни. Следует отметить, что психофизиологическая стадия может иметь врожденные или наследственные причины, что будет объяснено далее.

Различные виды духовных практик, таких как: *гьяна* — изучение религиозно-философских текстов и медитация; *йога* — восьмиступенчатый путь контроля ума и чувств и постепенное отречение от материальной зависимости; *бхакти* — развитие взаимоотношений с Богом, — являются, согласно Аюрведе, наилучшей терапией для ума, позволяющей избавиться от разрушительного влияния раджаса и тамаса. Если человек не вырывает корни сорняков, они неизбежно будут давать все новые и новые всходы. Пороки ума будут постепенно разрушать эфирное тело. Информационные каналы нашего тела проводят постоянные задающие частоты различных физиологических систем организма; если негативная психическая реакция вносит искажения в резонансные частоты, в работу энерготрансформаторных станций (чакр), то нарушается работа всех органов и систем человеческого организма.

Негативные воздействия оказывают на человека и высокочастотные излучения. Они возникают при работе компьютеров, телевизоров, радиотелефонов, микроволновых печей, линий высоковольтных передач или при воздействии человеческого фактора. В момент гнева мы выбрасываем из себя такой огромный сгусток негативной энергии, что он может вызвать различные повреждения эфирного тела другого человека.

Аюрведические врачи выявляли эти нарушения с помощью пульсовой диагностики, а современная медицина может это сделать по методам Кирлиана или Фолля. Для корректировки эфирного тела аюрведическая медицина предлагает также методы ароматерапии, музыкотерапии, формотерапии и цветотерапии, вкусотерапии, минералотерапии и пранатерапии (в том числе иглоукалывание, точечный массаж и энергомассаж).

ШЕСТЬ СТАДИЙ БОЛЕЗНИ И ИХ ПРОЯВЛЕНИЕ

Если хочешь изменить
мир, начни с себя.

Восточная мудрость

В традиции Аюрведы принято классифицировать все болезни по шести стадиям их развития:

1. *Психофизиологическая;*
2. *Энерго-информационная (эфирная);*
3. *Нейро-эндокринная (дисбаланс трех дош);*
4. *Эндотоксическая;*
5. *Симптоматическая (проявленная);*
6. *Терминальная.*

Первые три стадии считаются легкоизлечимыми, четвертая — излечимой, пятая — трудноизлечимой, а шестая — неизлечимой. К сожалению, современная медицина чаще всего начинает оказывать помощь лишь на пятой, а то и на шестой стадии. Это обусловлено отсутствием медицинской грамотности среди населения, несовершенством диагностических методов и не совсем точным определением понятия «болезнь». Возникает парадоксальная ситуация, когда, несмотря на то, что в нашей стране наибольшее количество врачей на душу населения, число больных с различными формами хронической патологии продолжает неизбежно возрастать.

Аюрведа предлагает очень простые диагностические методы, которые позволяют при достаточном опыте и мастерстве врача поставить точный диагноз на любой из шести стадий болезни. Такая диагностика называется методом «пяти зеркал» и включает в себя выявление заболевания по пульсу, языку, ушным раковинам, глазам и кожным покровам. Методы лечения в аюрведической медицине определяются в зависимости от стадии болезни, хотя современная медицина относит многие из этих методов к профилактике.

Болезнь может быть вылечена на первой стадии, если человек осознает, что его поведение и образ жизни в чем-то неверны. Признаком зарождающейся болезни может быть ощущение психологического дискомфорта, который появляется, если человек начинает конфликтовать со своими близкими и друзьями по тем или иным причинам. Это существенный повод для того, чтобы задуматься : «Что же я в этой жизни делаю не так? Почему нарушается гармония?»

Если болезнь не устраняется на психофизиологической и эфирной стадии, то она неизбежно переходит на третью стадию — нейроэндокринную (стадию разбалансировки трех дош). Негативные психологические стереотипы и отрицательные эмоции, внося искажения в энергоинформационное тело, вызывают разбалансировку центров головного и спинного мозга (дисбаланс вата-доши) и нарушают гормональное равновесие физического тела (дисбаланс питты и капхи). Нейроэндокринная система обеспечивает гомеостаз (постоянство внутренней среды физического тела). Любой внешний или внутренний фактор, нарушающий это равновесие, неизбежно приводит к активизации защитных реакций организма.

Возбуждение коры и подкорковых центров головного мозга, в том числе и гипоталамуса (активизация пранаваты), приводит к выбросу адреналина, глюкагона, тироксина (активизация ранджака-питты), а затем — кортизола и инсулина (активизация аваламбхакапхи). Под влиянием адреналина (гормона мозгового слоя надпочечников), глюкагона (контринсулярного гормона поджелудочной железы) и тироксина (гормона щитовидной железы) происходит повышение глюкозы в плазме крови, усиление распада жиров и гликогена (при этом глюкоза преимущественно используется мозговой тканью, а энергетические потребности организма обеспечиваются главным образом за счет жирных кислот), повышается артериальное давление и усиливается сокращение сердца, активизируется активность тромбоцитов (склонность к тромбообразованию), уменьшается выделение пищеварительных ферментов и снижается болевая чувствительность. Действие указанных гормонов и их исполнителей — ферментов достаточно кратковременно. Однако следом вырабатываются гормоны преимущественно анаболической направленности, активность которых сохраняется значительно более длительный период. Кортизол стимулирует образование глюкозы в печени из неуглеводных компонентов (в основном, из аминокислот), оказывает противовоспалительное действие, стабилизирует клеточные мембраны и подавляет функцию иммунной системы. Инсулин усиливает утилизацию тканями глюкозы, усиливает синтез жиров (в том числе и холестерина) и гликогена в печени и мышцах и активность многих анаболических ферментов. Поскольку эфирное тело является своеобразным камертоном нейроэндокринной системы, и каждый канал стхула-праны сохраняет информацию о нормальном (стандартном) физиологическом уровне соответствующих гормонов и ферментов, любые стойкие нарушения энергоинформационного тела неизбежно приведут к несогласованной работе центров нейроэндокринной системы. Происходит развитие так называемого гиперадаптационного синдрома. Согласно Аюрведе, нарушения в эфирном теле выводят из равновесия вату, питту и капху. Однако люди, в силу недостаточной чувствительности, не отмечают начало заболевания и редко обращаются к врачу на этом этапе. Современная медицина может выявить болезнь на этой стадии, правда, с помощью достаточно дорогостоящих биохимических и инструментальных исследований.

Аюрведические каноны достаточно подробно описывают ранние признаки третьей стадии болезни в зависимости от разбалансировки той или иной субдоши. Пульсовая диагностика также является очень точной системой выявления нейроэндокринных нарушений. Чтобы привести в равновесие вату, питту и капху, чаще всего достаточно правильно подобрать диету и распорядок жизни. В некоторых случаях необходимо добавить в рацион соответствующие пищевые добавки, минералы и фиторецептуры. В Аюрведе созданы специальные препараты, относящиеся к категории расаяны (лекарства, приводящие в равновесие нейроэндокринную систему). О том, что такое расаяна вы можете прочесть в моей книге «Расаяна — древняя наука омоложения», вышедшей в 2001 году.

Естественно, методы, применяемые на более ранних стадиях, также используются и здесь. Эндотоксическая стадия связана с образованием и накоплением амы (продуктов неполного метаболизма). Нарушение гормонального равновесия вызывает разбалансировку в работе пищеварительных и клеточных ферментов. Образующиеся в этом случае «шлаки» поступают в кровь или аккумулируются в тканях. Каждый орган имеет свою систему детоксикации, поэтому *ама* обычно имеет тенденцию накапливаться в «ослабленных» частях организма. Поскольку болезни являются нашими учителями, указывающими на отклонения от пути эволюции, то надо учиться видеть, как наше невежество порождает ослабление соответствующих систем эфирного и физического тела. Например, гордыня ослабляет печень, эгоцентризм — сердце, а лицемерие — почки. Накопление амы в организме вызывает общую слабость, повышенную утомляемость, раздражительность, чувство дискомфорта, сонливость, нарушение памяти, появление обильного налета на языке, дурного запаха изо рта, потерю аппетита, метеоризм, появление гнойничковых высыпаний на коже и др. В начале могут появиться только 2–3 симптома. Однако по мере прогрессирования заболевания признаки эндоинтоксикации будут все более и более нарастать.

Достаточно проголодать в течение суток, чтобы понять степень загрязнения нашего организма (в этот период вышеуказанные симптомы болезни проявятся особенно остро). Некоторые шлаки являются химически весьма опасными соединениями. Например, пигментный жир липофусцин, накапливаясь в нервных клетках, способен вызвать нарушение функции многих жизненно важных центров головного мозга. А свободные радикалы (супероксид-радикал, перекись водорода и гидроксильный радикал), образующиеся в результате окислительно-восстановительных реакций, могут повреждать эндотелий сосудов, участвуя в развитии атеросклероза, вызывать повышенное старение межпозвоночных дисков и хрящевой ткани суставов за счет сшивок молекул коллагена, нарушать коллоидное равновесие желчи, приводя к образованию камней.

Метод «пяти зеркал» позволяет достаточно точно выявить места накопления амы в организме. На четвертой стадии болезни Аюрведа применяет методы *шодханы* (очищение от амы). Проводят очищение желудочно-кишечного тракта, крови, почек, дыхательной системы и кожи. Для этого используются травы, энтеросорбенты и лечебные масла. Об этом будет рассказано несколько позже.

Пятая стадия болезни (симптоматическая) связана с активизацией механизмов саморегуляции организма. В это время органы или ткани пытаются освободиться от амы. Эта стадия сопровождается появлением специфических симптомов, например, болью в области почек, повышением температуры, появлением кашля или тошнотой. Такое проявление называется «музыкой болезни». Любая патология организма имеет свой индивидуальный ритм, проявляющийся периодами обострения и ремиссии. «Музыка болезни» будет звучать на лучезапястной артерии, где принято определять пульс. Естественно, даже по симптомам болезни опытный врач может на этой стадии легко поставить диагноз.

К сожалению, большинство людей обращается за медицинской помощью только на пятой стадии, когда процесс лечения является достаточно сложным и требует огромного упорства и терпения как врача, так и больного. Здесь используется весь спектр комплексного лечения: иглоукалывание, остеопатия, гомеопатия, фитотерапия, точечный и общий массаж, гирудотерапия, пчелоужаленье, бальнеотерапия, лечебная и дыхательная гимнастика, диетотерапия и методы психофизиологической саморегуляции. Если не удается преодолеть болезнь на предыдущих фазах, она неизбежно переходит в терминальную стадию. На этом этапе защитные механизмы органа утрачивают свою силу, а ткани претерпевают необратимые изменения. Происходит постепенное разрушение и гибель данной системы организма. Например, в результате развития мочекаменной болезни образуется огромный коралловидный камень, что приводит к гидронефрозу и гибели почки; или, например, в результате многочисленных инфарктов миокарда развивается сердечная недостаточность. Единственное, что остается пациенту на этой стадии, это обратиться за помощью к хирургу. Терапевтические методы позволяют лишь облегчить страдания больного и замедлить финал заболевания. Таким образом, мы видим, что аюрведическая медицина являет неоспоримое преимущество системы ранней диагностики и повышает тем самым возможности успешного лечения болезней.

«МУЗЫКА БОЛЕЗНЕЙ» ИЛИ ТРАДИЦИОННЫЕ МЕТОДЫ ДИАГНОСТИКИ ЗАБОЛЕВАНИЙ

Если болезнь не определена,
Невозможно и лечить ее.

Ас-Самарканди

К счастью, сегодня наступили такие времена, когда пациент имеет возможность не только выбрать систему лечения, но и подобрать себе врача в полном соответствии с понятием «семейный доктор». Есть кому лечить, есть чем лечить и есть кого лечить. Главное — знать, от чего лечить. Вот здесь-то к нам на помощь и приходит диагностика. Сегодня в России существует множество ее разновидностей, нужно лишь выбрать ту, которая вам кажется наиболее верной.

Ранее мы уже достаточно много говорили о первых трех стадиях болезни, на которых возникает разбалансировка центров головного и спинного мозга и нарушается гормональное равновесие физического тела.

Пульсовая диагностика очень точно выявляет нейроэндокринные нарушения, возникающие на третьей стадии развития болезни. Современная медицина также может выявить болезнь на этой стадии с помощью достаточно дорогостоящих биохимических и инструментальных исследований, однако люди в силу недостаточной чувствительности не замечают начала заболевания и редко обращаются к врачу на этом этапе. Поэтому болезнь, как правило, переходит в свою четвертую (эндотоксическую) стадию, при которой происходит накопление критической массы шлаков, которые постепенно отравляют организм. Признаки четвертой стадии — общая слабость, повышенная утомляемость, раздражительность, чувство дискомфорта, сонливость, нарушение памяти, появление обильного налета на языке, потеря аппетита. По мере прогрессирования заболевания признаки эндотоксикации нарастают. Метод «пяти зеркал» позволяет достаточно точно выявить места накопления шлаков в организме. На четвертой стадии болезни Аюрведа применяет методы очищения желудочно-кишечного тракта, крови, почек, дыхательной системы и кожи.

Пятая стадия болезни (симптоматическая) проявляется в виде болевых ощущений, повышения температуры, появления кашля, тошноты. Такие проявления называются «музыкой болезни». Любая патология организма имеет свой индивидуальный ритм, проявляющийся периодами обострения и ремиссии. «Музыка болезни» будет звучать на лучезапястной артерии, где принято определять пульс. Хотя даже по симптомам болезни опытный врач может на этой стадии легко поставить диагноз.

Если не удается распознать и преодолеть болезнь на ранних стадиях, она неизбежно переходит в терминальную фазу. На этом этапе защитные механизмы органа утрачивают свою силу, а ткани претерпевают необратимые изменения. Происходит постепенное разрушение и гибель пораженной системы организма. Единственное, что остается пациенту, — это обратиться за помощью к хирургу. Терапевтические методы позволяют лишь облегчить страдания больного и замедлить финал заболевания.

МЕТОД «ПЯТИ ЗЕРКАЛ»

Аюрведа предлагает очень простые диагностические методы, которые позволяют, при достаточном опыте и мастерстве врача, поставить точный диагноз болезни на любой из шести стадий. Такая диагностика получила название метода **«пяти зеркал»** и включает в себя выявление заболевания по пульсу, языку, ушным раковинам, глазам и кожным покровам:

— ***пульсодиагностика*** (по биению пульса) — снимается информация с каналов эфирного тела, которые являются своеобразными камертонами различных органов и систем; каждая болезнь имеет свою «мелодию», которая отражается на пульсе; опытный врач может узнать эту мелодию, если он ее слышал раньше;

— ***иридодиагностика*** (диагностика по радужной оболочке глаза) — снятие информации с радужной оболочки и других частей глаза; оценивается тип конституции, энергетический потенциал организма, степень накопления амы (продуктов неполного метаболизма) и органическая патология внутренних органов;

— ***аурикулодиагностика*** — оценка состояния организма по форме и знакам ушной раковины, а также по определению болевой чувствительности рефлекторных зон уха; свидетельствует, в основном, о функциональных нарушениях внутренних органов и острых процессах;

— ***лингводиагностика*** — получение информации с поверхности языка: учитывается форма языка, его цвет, характер налета; это диагностическое зеркало свидетельствует, в основном, о состоянии органов желудочно-кишечного тракта и дыхательной системы;

— ***сигнатурология*** — получение информации о кармических и наследственных заболеваниях по расположению линий и знаков на ладонях, по состоянию кожных покровов, по родинкам или другим сигнатурам (образованиям) на теле человека.

Метод «пяти зеркал» позволял выявить не только болезнь в ее клинической стадии, но и только зарождающийся недуг или даже предрасположенность к тем или иным заболеваниям.

Аюрведическая медицина исповедует целостный подход к человеку. Она рассматривает хронические болезни как системные недуги, возникающие в результате поражения многих органов. Врач должен быть сведущ во всех разделах медицины, он обязан оказать помощь любому пациенту — и старику, и ребенку, и мужчине, и женщине, независимо от того, страдает ли у него сердце, кожа или глаза. У каждого человека должен быть один лечащий врач, досконально знающий его проблемы и наблюдающий за ним в течение всей жизни. При этом врач и пациент активно взаимодействуют: самый главный принцип аюрведы — **человек может исцелиться только сам, только страстно желая этого.** Врач может только активно помогать ему, он показывает дорогу выздоровления и помогает сделать по ней первые шаги. Пациент же должен пройти весь путь сам, строго следуя предписаниям врача.

«Вода камень точит» — таков механизм действия многих аюрведических лекарств. Они действуют мягко, постепенно, активизируя механизмы саморегуляции организма: бьют точно в цель, уничтожая врага, а не здание, в котором он находится, — не загоняют болезнь внутрь, превращая ее в хроническую, а вытаскивают ее наружу. Обладают тонизирующим, очищающим и омолаживающим действием и не вызывают побочных эффектов, в отличие от современных фармакологических препаратов, которые подчас более страшны, чем сама болезнь.

Основной ведический принцип — **«место-время-обстоятельства»**. Это означает, что знания, изложенные в древних трактатах, не следует применять механически. Их необходимо адаптировать к определенным географическим, климатическим, культурным и социальным условиям, т. е. подобрать аналоги соответствующих лекарственных растений.

Очень интересно одно из утверждений Аюрведы: — «болезни являются нашими учителями». Они не возникают просто так, а являются индикаторами нашего эволюционного развития. Аюрведа подробно описывает глубинные причины возникновения наших недугов, связанные с нашим образом мышления, этикой и поведением. Кроме того, есть такое понятие, как «болезни-друзья». Это болезни, которые приходят, чтобы избавить нас от более тяжелых недугов. Их нужно уметь распознавать и не торопиться выгонять из тела. Например, если человек, страдающий эпилепсией, получает варикозное расширение вен, то эпилепсия приобретает менее опасный характер. Если человек переносит туберкулез в легкой форме — то он избавляется от бронхиальной астмы. Эти случаи досконально изучаются и подтверждаются современными учеными-медиками.

Воспитание бережного отношения к миру, к себе, простая жизнь и возвышенное мышление, проповедуемые Аюрведой, несомненно, помогут нам жить в счастье и благоденствии.

ПУЛЬСОДИАГНОСТИКА

Очень много информации о здоровье пациента можно получить по его пульсу. Современные врачи исследуют в основном ритмичность и наполненность пульса. Однако на Востоке существует множество других параметров, которые учитываются при диагностике. Пульс измеряется по трехпальцевому методу, позволяющему снять характеристики с 12 точек запястья. При этом глубокий пульс несет иную информацию, чем поверхностный. Опытный врач различает более 120 вариантов биения пульса и на основании этого безошибочно ставит диагноз.

При этом исследуется не только сердечный пульс, но и пульсация всех остальных внутренних органов, которые тоже сокращаются, хотя и не столь явно, как сердце.

Пульс человека является отражением космических ритмов. Свой пульс есть у биосферы, у Солнца, у всех элементов Вселенной. Считается, что сердечный ритм соотносится с пульсом Солнца, а пульс всех остальных внутренних органов — с пульсацией планет Солнечной системы.

Пульсодиагностика относится к ранним методам диагностики. Даже если заболевания как такового еще нет, но начались изменения на тонком плане, пульсовый диагност может определить негативную тенденцию.

Несмотря на солидное аппаратурное оснащение современной медицины, она не может превзойти, на сегодняшний день, метод пульсовой диагностики, применяемый в традиционной медицине. Это самый совершенный метод диагностики, отточенный практиками-медиками за многотысячелетнюю историю своего существования. Исследуя пульс больного, врач, знающий Аюрведу, может рассказать о том, чем болел пациент на протяжении жизни, какая болезнь и в какой стадии развития имеется сегодня и что ждет его в будущем, если пациент не будет заниматься своим здоровьем. По пульсу можно определить пол ребенка, время смерти человека и многое другое. На овладение такой практикой ведический врач тратит многие годы. Но мы попробуем достаточно быстро научить вас упрощенному варианту такой диагностики. Вы не станете асом-диагностом, вряд ли сходу научитесь ставить диагноз, но сможете определить свой темперамент; определить больны вы или здоровы; при ухудшении самочувствия сможете понять в какой части тела гнездится болезнь, если таковая имеется; какие органы возможно «поражены». Мы также научим будущих мам определять пол своего ребенка.

Чтобы овладеть основами техники исследования пульса, требуется внимание, повседневная практика и непременное соблюдение следующих условий.

Не следует проверять пульс:

- Непосредственно после приема пищи, алкоголя или лекарства;
- При остром чувстве голода;
- После тяжелой физической работы или напряженного умственного труда;
- После массажа;
- После омовения или секса;
- После пребывания у огня, на солнце или морозе;
- У невыспавшихся людей;
- В критические дни (у женщин).

Многолетняя практика показала, что *лучшее время для проведения пульсовой диагностики* между 11–13 часами, т. е. в промежутке между завтраком и обедом.

В это время суток пульс бывает более спокойным и устойчивым.

Лучшее место для прощупывания пульса находится на радиальной артерии на расстоянии ширины большого пальца ниже первой складки кожи запястья у косточки.

Лучевой пульс проверяется тремя пальцами: указательным, средним и безымянным (рис. 1).

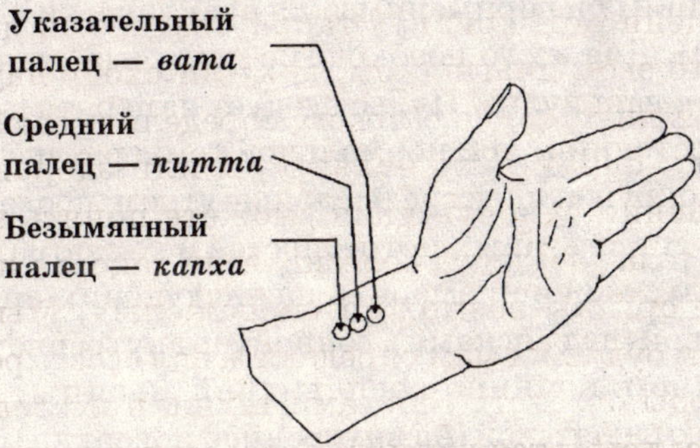

Рис. 1. Проверка лучевого пульса

Показания пульса на правом и левом запястьях неодинаковы, поэтому лучше проверять пульс на *обеих руках.*

Чтобы проверить ваш собственный пульс, держите руку, слегка согнув запястье. Плотно обхватите другой рукой запястье с нижней стороны. Поместите три пальца на запястье, на радиальной артерии, на одной линии с очень небольшим промежутком между ними. Слегка надавите немного ниже лучевой кости (пястной кости) и ощутите толчки пульса. Каждый палец должен отчетливо чувствовать пульсовую волну. Затем немного уменьшите давление пальцев, чтобы почувствовать различные движения пульса.

Определение вашего темперамента по пульсу

Темперамент у человека не остается одинаковым на протяжении всей жизни. Он может меняться в зависимости от возраста, от самочувствия. Темперамент, которым вы обладаете в данный день и час, назовем его приобретенным (он может совпадать также и с врожденным), можно определить с помощью несложной методики (она применима для практически здоровых людей). Для этого необходимо померить, как можно точнее, ваш пульс. Пульс следует измерять в спокойном состоянии, при нормальной температуре и влажности окружающей среды, лучше утром, после отправления естественных потребностей и до завтрака.

Пульс можно измерять на следующих артериях: височной (над висками), сонной (по внутреннему краю грудино-ключично-сосцевидной мышцы, под челюстью), плечевой (на внутренней поверхности плеча над локтем), бедренной (на внутренней поверхности бедра в месте соединения ноги и таза), подколенной. Обычно измеряют пульс на запястье, с внутренней стороны руки (на лучевой артерии), чуть выше основания большого пальца.

Если частота вашего пульса лежит в интервале 76–83 удара в минуту и по качеству удара в пальцы при движении артерии пульс очень сильный, активный, регулярный, скачкообразный, напоминающий движение прыгающей лягушки, то вы *холерик*.

Если частота вашего пульса лежит в интервале 68–75 ударов в минуту, вид удара пульса очень сильный, активный, регулярный, скачкообразный, напоминающий движение прыгающей лягушки, то вы *сангвиник*.

Если пульс реже 67 ударов в минуту и вид удара пульса слабый, регулярный, движение его напоминает движение плывущего лебедя, то вы *флегматик*.

Если частота пульса чаще 83 ударов в минуту, вид удара пульса слабый и нерегулярный, волнообразного характера, наподобие движения змеи, то вы *меланхолик*.

Определение состояния здоровья по количеству ударов пульса

Здоров человек или болен можно определить по числу биений пульса. У здорового заурядного человека (не достигшего высшего духовного совершенства) на каждый дыхательный цикл, включающий выдох, паузу и вдох, приходится от 4 до 6 биений пульса (в среднем 5). Если пульс меньше (например, 3 удара) или больше (7 ударов), то это свидетельствует о нарушении функции определенного органа и является показанием для обращения к врачу. Пульс от 3 до 1 свидетельствует о функциональной недостаточности органа (чем цифры меньше, тем недостаточность выраженнее) и о появлении болезни холода (компенсируется приемом пищи в горячем виде и согревающих продуктов). Причем 3 удара – средний холод, 2 удара – предельный холод и 1 удар — чрезмерный холод или пульс смерти. Пульс от 7 до 10 свидетельствует о функциональной активности органа (чем цифры выше, тем активность больше) и о появлении болезни жара (компенсируется приемом охлаждающих продуктов). Причем, 7 ударов означает средний жар, 8 ударов — высокий жар, 9 ударов — предельный жар и 10 ударов — чрезмерный жар или пульс смерти. На протяжении ста биений пульс здорового человека должен быть ровным по всем своим параметрам — силе, наполненности, напряженности, напоминая собой нитку ровного жемчуга. Неравномерность биения пульса говорит о болезни.

Нормальная частота пульса для разных возрастных категорий:

Ребенок после рождения	140 уд/мин
От рождения до 1 года	130 уд/мин
От 1 года до 2 лет	100 уд/мин
От 3 до 7 лет	95 уд/мин
От 8 до 14 лет	80 уд/мин
Средний возраст	72 уд/мин
Преклонный возраст	65 уд/мин
При болезни	120 уд/мин
Незадолго до смерти	160 уд/мин

Определение по пульсу местонахождения заболевания

Если ухудшилось самочувствие, но вы не знаете, что с вами происходит, где кроется источник всех бед, проведите сами себе пульсовую диагностику. Еще раз прочитайте все приведенные выше рекомендации.

Обхватите правой рукой запястье левой руки, как показано на рисунке 1. Напомним, что подушечка каждого пальца должна ясно чувствовать пульсовую волну. Определите, под каким из трех пальцев ощущается сильная пульсация, и запомните это. Затем обхватите левой рукой запястье правой руки и определите, под каким из пальцев ощущается самая сильная пульсация. При этом сильная пульсация может ощущаться только под одним пальцем на одной из рук.

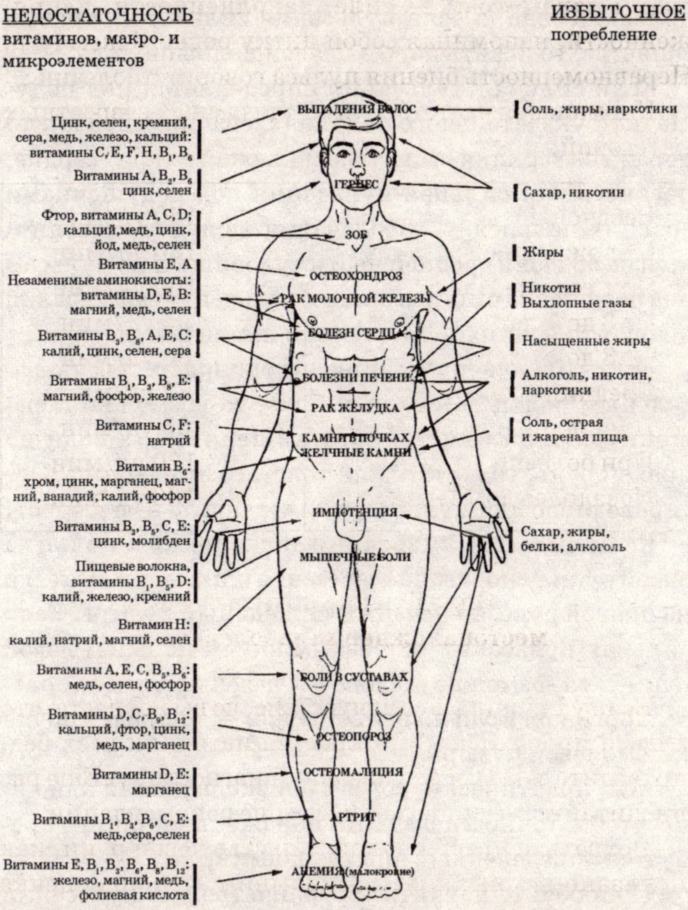

Рис. 2. Заболевания, возникающие в связи с недостаточностью витаминов, макро- и микроэлементов

Этой информации уже достаточно для установления области тела, где, возможно, кроется причина вашего недомогания.

Если сильная пульсация определяется на левом запястье, то и поражение следует искать на левой половина тела, а если пульсация сильнее на правом запястье, то искать надо в правой половине тела.

Если сильная пульсация определяется под подушечкой указательного пальца (слева или справа), то поражена верхняя часть тела, включая голову, сердце, легкие. Если сильная пульсация под подушечками средних пальцев — заболевания желудка, печени и другие болезни средней части туловища и по пульсам под подушечками безымянных пальцев — заболевания почек и поясницы, т. е. болезни нижней части тела.

Если сильную пульсацию вы ощущаете под указательным пальцем на левой руке, то возможно поражение сердца или тонкого кишечника, а если на правой руке, то легких или толстого кишечника. Это справедливо для мужчин, а для женщин — наоборот.

Если сильная пульсация под средним пальцем левой руки — поражены селезенка или желудок, а если на правой руке, то печень или желчный пузырь. Если сильная пульсация под безымянным пальцем левой руки — то возможно поражение левой почки или половых органов. Если на правой руке, — то правая почка или мочевой пузырь.

Мы, практически, совсем близко подошли к цели, но чтобы точно указать на пораженный орган, требуется определенный опыт и навыки.

Попробуйте научиться различать силу пульсаций при поверхностном касании (поверхностный пульс) и при сильном надавливании верхними кромками пальцев (глубокий пульс).

Если при поверхностном касании (поверхностный пульс) указательным пальцем правого запястья чувствуется сильная пульсация, значит, проблема в толстом кишечнике. Если в той же позиции при сильном надавливании (верхней кромкой пальца) силен глубокий пульс, значит, есть закупорка в легких.

Сильная пульсация под средним пальцем, находящимся на правом запястье, может указывать на болезненное состояние желчного пузыря (при поверхностном касании, то есть поверхностный пульс) и печени (при сильном давлении, то есть глубокий пульс).

Сильная пульсация под безымянным пальцем, находящимся на правом запястье, может указывать на состояние мочевого пузыря (при поверхностном касании) и правой почки (при сильном давлении).

Сильная пульсация под указательным пальцем, находящимся на левом запястье, может указывать на состояние тонкого кишечника (при поверхностном касании) и сердца (при сильном давлении).

Сильная пульсация под средним пальцем, находящимся на левом запястье, может указывать на состояние желудка (при поверхностном касании) и селезенки (при сильном давлении).

Сильная пульсация под безымянным пальцем, находящимся на левом запястье, может указывать на состояние половых органов (при поверхностном касании) и левой почки (при сильном давлении).

Дадим еще некоторые рекомендации, которые вам могут помочь. При болезнях жара, как утверждает тибетская традиционная медицина, поражаются следующие органы: сердце, легкие, печень, селезенка, почки, а при болезнях холода — тонкий и толстый кишечник, желудок, желчный пузырь, мочевой пузырь, яичники или яички. Так, например, вы ощущаете сильную пульсацию на правой руке, под средним пальцем. Эта зона ответственна за печень и желчный пузырь. Какой из этих органов поражен? Если у вас ухудшилось самочувствие и появился жар, то поражена печень. А если вы стали мерзнуть — то виноват желчный пузырь.

При пульсовой диагностике необходимо учитывать также сезон года. Так, например, весной усиливается пульс под подушечкой среднего пальца правой руки. Летом — усиливается пульс под подушечкой указательного пальца левой руки (у мужчин) и правой руки (у женщин). Осенью — усиливается пульс под подушечкой указательного пальца правой руки (у мужчин) и левой руки (у женщин). Зимой — усиливается пульс под подушечками безымянных пальцев.

Определение пола ребенка по пульсу беременной

Если у беременной силен пульс на правой руке, в зоне безымянного пальца, — родится мальчик, а если силен пульс на левой руке, в той же зоне, — родится девочка.

Учитесь читать пульс и чаще применяйте полученные навыки в своей повседневной жизни на себе, а также у своих знакомых, друзей, коллег по работе, и обязательно в семье.

ЛИНГВОДИАГНОСТИКА

Когда врач просит пациента показать язык и сказать «а-а-а», он не только осматривает горло, но и проводит простейшую экспресс-диагностику организма.

В течение ночи слюнные железы вместе со слюной выделяют токсины, которые в виде беловатого налета собираются на языке. Уже по характеру этого налета можно многое сказать о состоянии организма.

Толстый белый налет свидетельствует о запорах и плохом состоянии толстого кишечника.

Желтоватый или *коричневатый* налет — о воспалительных заболеваниях кишечника.

Многочисленные трещины на языке — о подозрении на диабет. *Опухание языка*, так же как и *трещинки в углах губ*, — о переутомлении и недостатке витаминов группы В, отвечающих за энергетику.

По рисунку налета на языке можно диагностировать и другие заболевания.

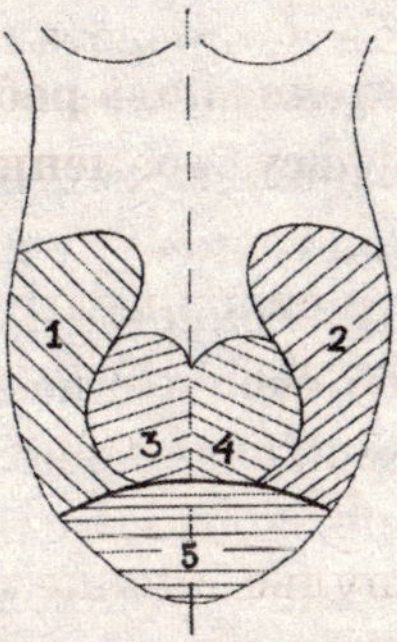

Рис. 3. Схема проекционных зон внутренних органов человека на языке:

1 — правое легкое, 2 — левое легкое,
3 — печень, 4 — селезенка, 5 — тазовые органы

Язык человека представляет собой проекцию его внутренних органов. Середина языка символизирует позвоночный столб, относительно которого расположены области, соответствующие тем или иным органам. На расстоянии трети от корня языка находятся области, отвечающие за кишечник, печень и поджелудочную железу, в середине — проекции желудка и сердца, ближе к кончику языка — проекции правого и левого легкого. В зависимости от локализации налета в той или иной части языка можно вычислить «проблемный» орган задолго до того, как болезнь даст о себе знать. Такая диагностика не требует особой медицинской подготовки и доступна каждому в домашних условиях.

АУРИКУЛОДИАГНОСТИКА

Первыми мужчинами, которые стали носить серьги в ушах, были отнюдь не представители секс-меньшинств, а смелые и вполне мужественные морские пираты. Грозные хозяева морей прокалывали себе левое ухо в конкретной точке, улучшающей зрение. В те времена, когда не было биноклей и очков, они могли таким образом усилить свое зрение на целую единицу. Но если проколоть ухо неправильно, можно навредить здоровью, задев какой-либо важный орган.

Аурикулодиагностика — установление диагноза по точкам ушной раковины — хороша тем, что с ее помощью можно определять сиюминутное состояние организма, то есть диагностировать даже стрессы. Вообще, аурикулодиагностика определяет болезнь еще до появления симптомов. Недаром в древности целителей, ставивших диагноз по ушной раковине, считали шаманами. Правда, по раковине можно определить лишь больную зону, а не поставить конкретный диагноз. Но и этого бывает вполне достаточно, чтобы оказать помощь самому себе. Надо просто изучить несложную схему расположения на ушной раковине точек, отвечающих за основные органы, и потом, массируя их с нажимом, можно будет снимать головную, поясничную, сердечную боль.

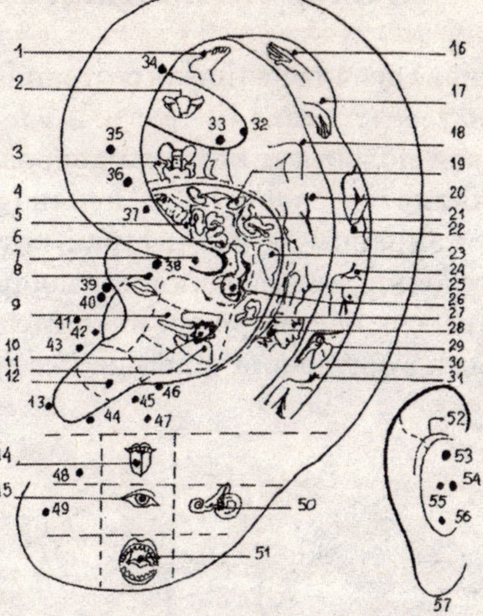

Рис. 4. Проекция внутренних органов на ушной раковине:

1 — пальцы стопы; голеностопная область; 2 — матка; 3 — седалищный нерв; 4 — толстая кишка; 5 — аппендикс; 6 — тонкая кишка; 7 — диафрагма; 8 — рот; 9 — трахея; 10 — сердце; 11 — легкие; 12 — три части туловища; 13 — зрение; 14 — язык; 15 — глаза; 16 — пальцы, кисти; 17 — запястье; 18 — колено; 19 — почки; 20 — живот; 21 — поджелудочная железа; 22 — локоть; 23 — печень; 24 — плечо; 25 — область груди; 26 — желудок; 27 — селезенка; 28 — шейный отдел позвоночника; 29 — плечевой сустав; 30 — лопатка; 31 — шея; 32 — точка тхан-мон; 33 — ягодица; 34 — геморрой; 35 — наружные половые органы; 36 — мочеточник; 37 — нижняя часть прямой кишки; 38 — пищевод; 39 — вершина козелка; 40 — горло; 41 — нос; 42 — надпочечник; 43 — носовая полость; 44 — зрение; 45 — яички (мошонка); 46 — регулирующая дыхание; 47 — лоб; 48, 49 — точка анальгезии; 48 — обезболивание при удалении верхних зубов; 49 — обезболивание при удалении нижних зубов; 50 — внутреннее ухо; 51 — миндалины; 52 — гипотензивная канавка; 53 — головная боль; 54 — почки; 55 — сердце; 56 — нижняя конечность; 57 — задняя поверхность ушной раковины

3 Зак. № 621

ИРИДОДИАГНОСТИКА

Еще древние врачи оценивали состояние организма по так называемым «окнам тела» — глазам, ушам, носу, ротовой полости и кожным покровам. Радужка глаза является своего рода нервно-сосудисто-мышечным экраном, в рецепторах которого происходят постоянные изменения, связанные с воздействием света, с одной стороны, и с патологическими нарушениями в организме человека — с другой.

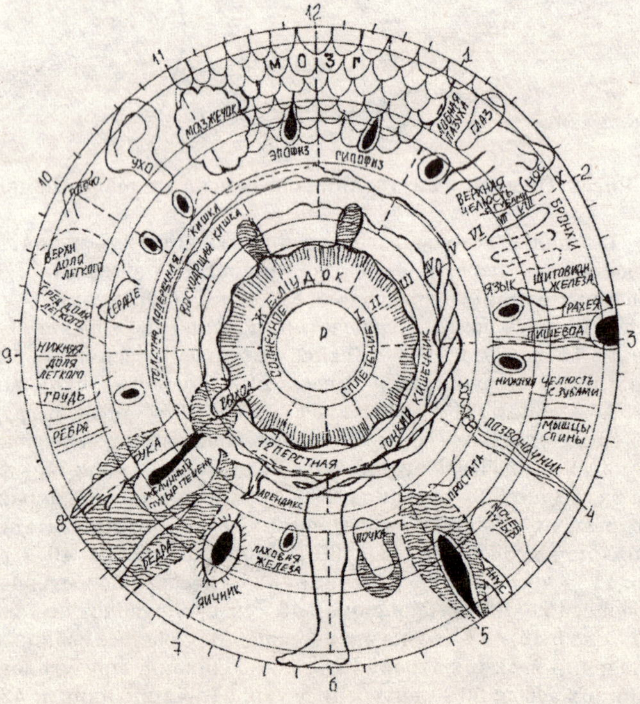

Рис. 5. Схема проекционных зон тела человека на радужной оболочке глаза. Правый ирис

Единственный, но весьма существенный недостаток иридодиагностики (диагностики по радужке глаз) в том, что метод требует специальной аппаратуры и, главное, — квалифицированных специалистов, коих сегодня мало.

Существуют специальные таблицы, на которых расписано, за какой именно орган отвечают различные сегменты каждого глаза. Наблюдая определенные

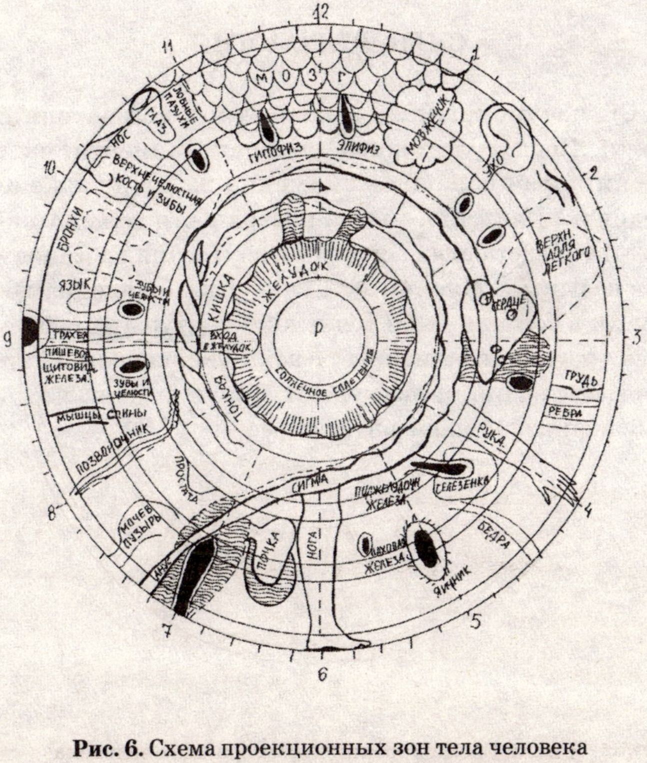

Рис. 6. Схема проекционных зон тела человека на радужной оболочке глаза. Левый ирис

изменения в той или иной области, врач может быстро поставить точный диагноз, начиная от хронического бронхита и заканчивая пояснично-крестцовым радикулитом. В глазах видны даже наследственные заболевания. Так, если у отца на левой радужке есть пигментное пятно, отражающее поражение легких, то у дочери, унаследовавшей слабые легкие, будет точно такое же пятнышко на том же самом месте.

Этот метод легко может быть использован для экспресс-диагностики больших групп населения.

СИГНАТУРОЛОГИЯ

Сигнатурология — диагностика по состоянию кожи. Исследуя кожные покровы пациента, ведический врач обращает внимание на расположение родинок. Известно, что на поверхности тела во множестве представлены проекции внутренних органов — так называемые точки акупунктуры. Появлением родинки в той или иной точке акупунктуры «проблемный» орган сигнализирует о нехватке энергии. Таким образом, родинки выступают в роли антенн, подпитывающих нас энергией Космоса.

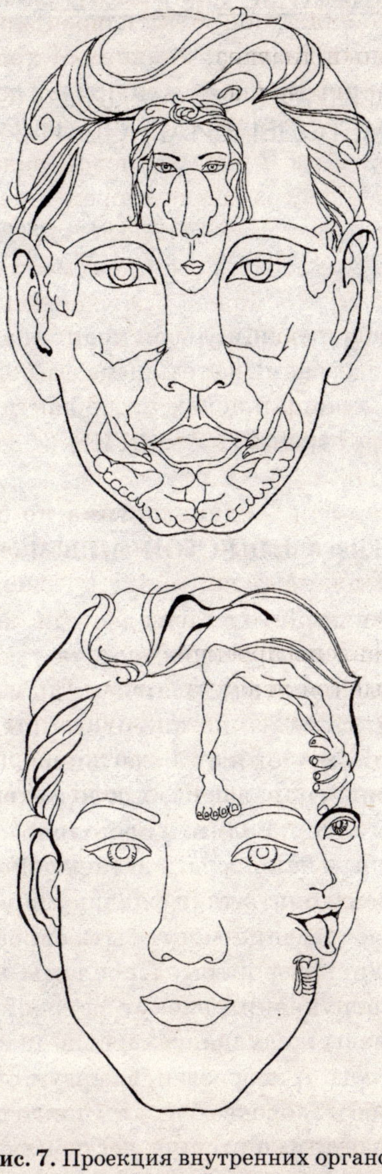

Рис. 7. Проекция внутренних органов на лице и боковой части головы

ТРАДИЦИОННЫЕ МЕДИЦИНСКИЕ МЕТОДЫ ДИАГНОСТИКИ

Здоровье — дороже золота.

В. Шекспир

Конечно же, и официальная медицина не стоит на месте. При подозрении на то или иное заболевание или же, что еще лучше, в целях профилактики, следует обследоваться у врачей.

ДИАГНОСТИКА ПО УСТОЙЧИВЫМ ЭМОЦИЯМ

Современные психологи, взяв на вооружение ведические методики, утверждают, что диагноз можно ставить по тем или иным эмоциональным состояниям человека. У каждого из нас одинаковые эмоции говорят об одних и тех же заболеваниях. Так, чувство обиды — верный признак слабых голосовых связок и хронических ангин. Если вам постоянно кажется, что вы не признаны и не поняты, ждите фарингитов, воспаления желёзок и опять-таки фолликулярных ангин.

Многие заболевания могут быть спровоцированы душевным дискомфортом. Проблемы на работе и денежные затруднения влекут за собой инсульты, инфаркты, язвы желудка, сахарный диабет и бесконечные неврозы. А неврозы и, в первую очередь, волнения о судьбе и здоровье близких приводят к сердечным заболеваниям, аритмии, нестабильному давлению, головным болям.

О некоторых заболеваниях говорит осанка человека. Например, впалая грудная клетка — верный признак депрессии, расшатанной нервной системы, а также сердечной недостаточности. При этих недугах позвоночник слабеет, отказываясь играть роль остова, — человек сгибается. Именно отсюда пошли выражения «бесхребетный», «потерять стержень в жизни». Хороший диагност уже по одному внешнему виду пациента может судить и о многих других недомоганиях. Но это уже профессиональные тайны...

ЦВЕТОДИАГНОСТИКА

Цветовые предпочтения человека отнюдь не случайны, утверждают врачи. Время от времени мы начинаем отдавать предпочтение тем цветам в одежде или внутреннем убранстве дома, к которым раньше были абсолютно равнодушны или которые нам совсем не идут. И дело тут вовсе не в моде. Секрет в том, что наш мозг в зависимости от состояния организма подспудно подбирает для нас цветолечение. Получая тот или иной цветовой импульс, мозг определенным образом на него реагирует, корректируя свою регуляторную функцию. Отклонения в работе каждого органа влияют на восприятие человеком цвета.

На знании этих взаимосвязей и основана программа визуальной цветодиагностики и хромотерапии, разработанная красноярскими учеными, однофамильцами Игорем и Борисом Граковыми.

Цветодиагностика проходит прямо у монитора компьютера. На экране появляется цветная репродукция картины известного художника или природного ландшафта, на которую пациент смотрит 15 секунд. Затем картинка портится — она вдруг становится черно-белой или целиком оранжевой, красной, зеленой. От пациента требуется восстановить интенсивность первоначальной цветовой гаммы. И по тому, как далеко ваше «произведение» окажется от оригинала, и в какой цветовой оттенок вас чрезмерно «занесет», компьютер будет судить о характере и степени той или иной патологии, а также о возможности ее появления в вашем организме.

К примеру, пациенты с простатитом «накладывают» на эталонное изображение избыточное количество фиолетового цвета, люди с сердечно-сосудистыми заболеваниями «злоупотребляют» желтым, а «творения» лиц, страдающих избыточным весом, оказываются неестественно черными. И такая корреляция всегда сохраняется: для определенной патологии характерно вполне определенное отклонение от нормы в цветовом восприятии мира.

Метод цветовой диагностики выявляет весь спектр как уже существующих заболеваний, так и скрытые, ранние формы развития патологии, когда болезнь уже есть, а видимых проявлений ее пока нет.

Определив уязвимые точки организма, компьютер начинает лечение. В течение 12–18 минут пациент внимательно смотрит на экран компьютера, на котором чередуются кадры, специально подобранные для лечения данной патологии. Содержание изображений, их цветовая гамма, частота смены кадров — все направлено на лечение больного органа. Хромотерапия — не панацея, и вряд ли заметно улучшит состояние пациента с тяжелым или хроническим недугом, которому требуется хирургическая или кардиологическая помощь, но на начальных стадиях различных заболеваний (в том числе, онкологических) она очень эффективна. Работа с виртуальной технологией улучшает как интеллектуальные, так и физиологические способности человека, стимулирует творческое воображение, способность к принятию решения. Лечение цветом приобретает сегодня все большую популярность ввиду абсолютной безобидности метода.

Для выявления болезней у человека (а также предрасположенности к ним) можно исследовать не только то, как он видит, но и как слышит, как воспринимает запахи. Свет, звук и запах, количественно и качественно подбираемые компьютером в зависимости от характера патологии, также обладают целительными свойствами.

ДИАГНОЗ ПО ГРУППЕ КРОВИ

Достижением этого века стало открытие групп крови. Нобелевская премия, признание врачей... Но долгое время никто из ученых не мог узнать, а зачем нужны эти группы крови организму? Ясно, что какую-то функцию они выполняют, но вот какую?

После многочисленных исследований удалось обнаружить: у разных рас преобладают определенные группы крови. Следовательно, этот фактор входит в генотип нации. Например, у европейцев чаще всего вторая группа крови, у жителей Востока — третья, у представителей негроидной расы — первая. У японцев и китайцев почти не встречается отрицательный резус. В России же самая распространенная вторая группа крови, потом идет первая, третья и самая редкая — четвертая. Ученые установили, что обладатели разных групп крови и болеют по-разному.

Но это еще не все. Оказывается, смешение разных рас не так полезно, как считалось прежде. Долгое время бытовало мнение, что дети в интернациональных браках рождаются особо красивые и здоровые, да и сама нация от притока чужаков здоровеет.

Но ученые выяснили: браки между далеко отстоящими друг от друга по генотипу нациями так же вредны, как браки между родственниками. Это показали специальные исследования, проведенные в селениях, где проживали вместе американские индейцы и нынешние обитатели континента, в деревушках для черных и белых переселенцев... Дети в таких семьях обладали большим числом наследственных заболеваний, в 1,5 раза чаще отставали в развитии, чем их сверстники...

Это объясняется тем, что в смешанных браках устоявшийся комплекс генов разрушается, а новый комплекс оказывается биологически слабее — ведь он не прошел тысячелетнюю «обкатку». В результате растут заболеваемость, детская смертность, уменьшается продолжительность жизни. Причем, чем большие различий между расами, чем дальше находятся друг от друга их исторические территории, тем большие осложнения принесут браки между их представителями. Черные и белые — самая взрывоопасная смесь разных болезней...

Перед тем как супружеской паре принять решение о рождении ребенка, следует проконсультироваться с врачом, если у одного из супругов встречались:

- *психические заболевания,*
- *эпилепсия,*
- *поликистоз почек,*
- *наследственные заболевания почек,*

- *рахитоподобные состояния,*
- *генетические иммунодефицитные состояния,*
- *миопатия,*
- *сахарный диабет,*
- *гемофилия,*
- *злокачественный поликистоз кишечника.*

Не так давно ученые выяснили, что люди с разной группой крови предрасположены и к разным заболеваниям. Исследования генетиков подтвердили врачи-практики. Они утверждают — чаще всего встречаются заболевания:

Первая группа крови:

- язва желудка;
- язва двенадцатиперстной кишки;
- гастриты, тяжелые формы болезней желудочно-кишечного тракта;
- у грудных детей — чаще развиваются гнойно-септические инфекции, повышенная восприимчивость ко всем инфекционным заболеваниям.

Вторая группа крови:

- ревматические заболевания;
- диабет;
- ишемическая болезнь сердца;
- бронхиальная астма;
- аллергии;
- лейкозы;
- холецистит;
- желчнокаменная болезнь.

Третья группа:

- пневмония;
- развитие инфекций после операций;

- у женщин — гнойный мастит;
- сепсис после родов;
- радикулит, остеохондроз;
- заболевания суставов.

Четвертая группа:

- ОРВИ, грипп и прочие инфекции;
- ангина, гайморит;
- заболевания сердца.

Но все же группа крови не делает человека заложником каких-то болезней — просто среди обладателей каждой группы крови перечисленные «болячки» встречаются в 2,5–3 раза чаще, чем у других.

У кого же лидерство в крови?

Японские специалисты сделали вывод, что группы крови влияют даже на характер человека. По их утверждению, обладатели первой группы крови всегда лидеры. Они самоуверенны, сильны и напористы, могут отдать все для достижения поставленной цели. Однако у них бывают сбои: самовлюбленность, высокомерие могут помешать им.

Люди со второй группой крови, наоборот, прекрасно себя чувствуют на подчиненных должностях, главное, чтобы рядом были единомышленники. Любят комфорт, душевный и бытовой, ненавидят конфликты. В душе они романтики, но иногда бывают упрямы и раздражительны.

Те, у кого в жилах течет третья группа крови, предпочитают жить для себя. Свобода и независимость — вот их кредо. С людьми с четвертой группой крови легко ужиться. Они доброжелательны и спокойны. Существенный недостаток — крайне нерешительны, не могут принимать решения и боятся всего нового.

Конечно, это всего лишь общие характеристики. Но в них есть и доля истины.

Болезни по наследству

Вместе с группой крови по наследству передается не только предрасположенность к заболеваниям, но иногда и сами болячки. Список наследственных болезней все время пополняется. Прежде считалось, что пневмония — результат переохлаждения или инфекции. Оказалось, родитель, переболевший пневмонией, передает ребенку и склонность к этим микробным поражениям. По наследству могут передаваться... ангины, хронический тонзиллит, фарингит, кишечные инфекции.

Иногда и совершенно здоровые родители могут произвести на свет больного ребенка. Просто при некоторых болезнях мутантный ген прикрывается здоровым и проявляется только в потомстве. Например, на Западе страшная наследственная болезнь — муковисцидоз — сегодня настигает одного младенца из двух тысяч. У ребенка поражаются железы легких, желудка, кожи. Гораздо чаще стали рождаться дети с ложным гермафродитизмом: когда у девочки половые органы похожи на мужские. Такое отклонение встречается у одного ребенка на тысячу!

Загадки групп крови до конца еще не разгаданы. Ученые считают, что, кроме заболеваний и формирования расовых признаков, в них зашифрована еще и другая информация о наследственности, но какая — только предстоит узнать.

ЧТО ПОКАЗЫВАЕТ ЭЛЕКТРОКАРДИОГРАММА

Из всех анализов и тестов, проделываемых на приеме, ЭКГ обычно впервые знакомит пациентов с чудесами развитой технологии. Никакой боли, никакого облучения. Пациент удобно устраивается на кушетке или на столе, к его запястьям, лодыжкам и груди прикрепляют электроды с проводами, идущие к небольшому аппарату, который тихонько жужжит, пощелкивает и выплевывает наружу метры бумажной ленты, изрисованной причудливыми закорючками. По мнению многих неискушенных людей, на этой ленте записываются все тайны их сердца.

Кардиограмма действительно кое-что записывает, но, как и другие тесты и анализы, не способна измерить все возможное. В порядке точности измерения есть три аспекта сердечной функции, на которые врачи обращают внимание в первую очередь.

Наиболее точные измерения: частота сердечных сокращений (электрическая активность, или ритм). Если ваше сердце бьется аритмично, пропуская удары или, наоборот, учащая ритм, то ЭКГ очень точно и детально показывает, что происходит на самом деле. Врач может определить источник ненормальных электрических сигналов, путь их прохождения через сердце, степень серьезности в каждом отдельном случае аритмии (подобных вариантов существуют сотни, причем некоторые из них тривиальны, а другие могут быть смертельными), а также предварительно определяет эффективность лечения аритмии.

ЭКГ отлично измеряет электрическую активность сердца, поскольку именно для этого предназначена. Электроды улавливают слабые электрические сигналы, а аппарат усиливает их. Линии на ленте не измеряют мышечную активность сердца, а лишь показывают путь прохождения через него сигналов. Даже небьющееся сердце способно какое-то время выдавать электрические сигналы.

Любой тест для определения некого параметра косвенным путем (т. е. посредством чего-то другого), не безукоризнен. Например, лучший способ диагностики бактериальной инфекции мочи — проверка наличия бактерий путем высева их культуры. Обнаружение же в моче лейкоцитов, которые предположительно должны бороться с бактериями, значительно легче, но менее точно. Наиболее легкий и наименее точный тест — это погружение в мочу индикаторной полоски, чувствительной к подозрительным химикалиям.

Запомните это, чтобы иметь правильное представление о той информации, которую дает ЭКГ относительно еще двух аспектов сердечной функции.

Менее точные измерения: состояние сердечной мышцы. Травмированная, умирающая или уже мертвая ткань обычно влияет на прохождение через нее электрических сигналов. Я могу легко отличить характерный для ишемии (недостаток кровоснабжения) рисунок ЭКГ и предупредить пациента о возможности инфаркта. Опытный врач может даже определить по ЭКГ местонахождение повреждения сердечной мышцы. Участок зарубцевавшейся мертвой ткани меняет ЭКГ другим образом, поэтому можно сказать пациенту, что у него, по-видимому, уже был инфаркт (некоторые инфаркты проходят бессимптомно).

Но всегда необходимо помнить правило: лучший способ проверки на заболевание сердечной мышцы — это поиск больного участка сердечной мышцы. При такой проверке используются следы радиоактивных изотопов, концентрирующихся в больной или здоровой сердечной мышце. Специальная камера, сканирующая область сердца, дает изображение, на котором выделяются подозрительные и явно пораженные участки. К сожалению, эта методика занимает слишком много времени для того, чтобы быть практичной.

Проверка прохождения через сердце электрических сигналов — быстрый и зачастую весьма полезный способ диагностики, но все же это косвенное обследование. В некоторых случаях электрические сигналы успешно проходят через серьезно поврежденные участки с едва уловимой задержкой, выдавая на выходе прибора нормальную кривую или, в лучшем случае, кривую с заметными, но недиагностируемыми отклонениями. Врач, получивший нормальную запись ЭКГ пациента с подозрением на инфаркт, должен госпитализировать его, пока повторная ЭКГ или анализы крови (обнаруживающие вещества, выделяемые погибающими клетками тканей сердца — еще один косвенный, но достаточно надежный и точный способ проверки) не подтвердят или не отвергнут предварительный диагноз.

Наименее точные измерения: общее состояние сердца. Хотя врачи постоянно назначают его проверку, специалисты не рекомендуют использовать для этой цели ЭКГ, поскольку кардиограмма не в состоянии выявить ранний коронарный атеросклероз. Фактически она не фиксирует даже умеренного атеросклероза и редко обнаруживает развитый, если нет симптомов. Отложения холестерина могут почти полностью заблокировать коронарную артерию, но пока кровь протекает через нее, ЭКГ будет нормальной.

Мониторинг, проводимый во время интенсивной физической нагрузки, может вскрыть ишемические изменения, упомянутые ранее, если суженные артерии не в состоянии подавать достаточное количество крови к тканям. Некоторые специалисты рекомендуют регулярно проводить ЭКГ с нагрузкой людям с повышенным риском — гипертоникам, курильщикам и обладателям высокого уровня холестерина, а также представителям некоторых профессий, например летчикам, чье скрытое сердечное заболевание может нанести вред другим.

Для мужчины, приближающегося к среднему возрасту, ЭКГ с нагрузкой начинает представлять определенный интерес, и врачи назначают эту процедуру довольно часто, хотя в ней есть значительный риск. Положительный результат может оказаться сокрушительной новостью для мужчины, считавшего себя здоровым, — примерно так же, как плохая маммограмма приводит в ужас женщину такого же возраста. Разница в том, что женщина с раком груди имеет перед ним большое преимущество, так как врачи хорошо умеют его лечить. Но гораздо меньше понятно, что делать с мужчиной, в общем-то здоровым, но с ненормальной ЭКГ при нагрузке..

ЛАБОРАТОРНЫЕ АНАЛИЗЫ

Для ранней диагностики рака желудка, яичников, предстательной железы сегодня применяются так называемые онкомаркеры. С помощью лабораторного анализа определяется их содержание в крови. Не так давно появилась возможность исследовать антитела при заболеваниях соединительной ткани, а также гормоны щитовидной железы. Вообще без лабораторной диагностики, которая тоже относится к традиционной, невозможно подтвердить многие диагнозы и назначить терапию. Как, к примеру, без определения уровня гемоглобина в крови лечить анемию?

По крови можно узнать очень многое. От функционирования свертывающей системы зависит развитие тромбозов и кровотечений. Биохимические показатели говорят о нарушении в липидном спектре крови, что может привести к атеросклерозу и образованию камней в желчном пузыре. Повышение содержания определенных ферментов печени предупреждает о возможном гепатите. Уровень сахара в крови говорит о диабете и так далее. Профилактика онкологических заболеваний невозможна без такого традиционного метода диагностики, как маммография. Это проверенный и эффективный метод. Надо только не забывать о нем. Каждая женщина, которой исполнилось 40 лет, непременно должна хотя бы раз в два года проходить это обследование.

Что еще относится к традиционной диагностике? Таких методов много — начиная от флюорографии и заканчивая пункцией костного мозга, анализа, который делается при серьезных заболеваниях. Пункция показывает процесс кроветворения, что, разумеется, нельзя определить, просто посмотрев на радужку глаза. Существует уникальный и единственный в своем роде метод — изотопная диагностика. Она дает представление о функционировании того или иного органа, то есть отражает его работу «в движении». В организм вводятся препараты, помеченные изотопами, которые сначала накапливаются, а потом выводятся. По скорости и интенсивности выведения можно судить о работе органа и о сбоях в этой работе. Метод получил название динамической изотопной сцинтиграфии. Вышедшие из организма изотопы подсчитываются с помощью гамма-камеры. Врач может увидеть прохождение желчи, мочи, оценить работу мышечной венозной помпы, определить очаги опухолевых поражений и даже способность пораженной легочной ткани выполнять свою функцию дыхания.

Так что без традиционных методов диагностики современная медицина обойтись никак не может.

УЗИ

Неужели в наше время врачи все еще не могут обойтись без старых традиционных методов, например, без банального УЗИ?

Да, часто оно необходимо. Те же камни надо сначала «сфотографировать», чтобы наверняка знать, можно ли их раздробить с помощью ультразвука, растворить лекарствами, или же надо оперировать. В конце концов, точное положение и пол плода во чреве матери тоже никаким другим способом не определишь.

С помощью УЗИ можно диагностировать любые органы, кроме полых — таких, как кишечник, желудок, легкие. Метод ультразвукового исследования постоянно совершенствуется. Теперь врач получает трехмерное изображение исследуемого органа. При заболеваниях сосудов эффективным методом диагностики остается ультразвуковое дуплексное ангиосканирование с цветным картированием. Оно отвечает сразу на несколько вопросов: определяет скорость и объем кровотока, степень сужения артерии, эластичность артериальной стенки. Вообще, только визуализированный очаг поражения дает полное представление о болезни.

СТАРЫЙ ДОБРЫЙ РЕНТГЕН

Многие мужчины глубоко убеждены в том, что рентгеновские лучи способны заглянуть глубоко в зону, причиняющую им беспокойство, и быстро обнаружить, что вышло из строя. Если они страдают головными болями, им кажется, что они нуждаются в рентгене черепа, а если болит спина — подавай им просвечивание спины. Однако оба этих обследования малоэффективны в плане обнаружения серьезных расстройств. Рентген как инструмент исследования заслуживает добрых слов, но помогает только в определенных ситуациях.

Рентгеновское изображение — это не фотография. В отличие от лучей света, которые может сфокусировать объектив фотокамеры, рентгеновское излучение распространяется строго по прямой линии от источника через тело к пленке. Более плотные части тела (например, кости) задерживают часть лучей в большей степени, чем менее плотные (например, мышцы). Легкие, почти полностью заполненные воздухом, почти не задерживают лучей. В результате на пленке получается набор теней разной степени густоты, который грубо повторяет контуры частей тела.

Используя для примера рентгеноснимок грудной клетки, я расскажу о том, что могут и чего не могут обнаружить рентгеновские лучи.

Тени там, где их не должно быть. Опухоль или инфицированная жидкость при пневмонии в области легких видны ясно, поскольку злокачественные ткани и жидкости значительно плотнее легких и дают на снимке ясно различимые темные пятна. Опухоль в области сердца или желудка будет, вероятно, не столь различима или даже невидима, поскольку плотность тканей сердца, желудка и самой опухоли примерно одинаковы.

Изломанные тени там, где они должны быть гладкими. Сломанное ребро обычно видно совершенно четко, особенно если концы на изломе слегка разошлись, но тонкая трещина может быть неразличима. Вообще рентген ненадежен для идентификации любого объекта диаметром менее 12 мм.

Ненормально большие или маленькие тени. Рентген способен выявить слишком увеличенное сердце или спавшиеся легкие. Инфаркт не изменяет очертаний или размера сердца, приступ астмы не изменяет ничего в легких, поэтому рентгеноснимок грудной клетки выглядит нормальным, даже если пациент действительно болен.

Нормальный снимок грудной клетки часто приободряет курильщиков. Если же он выявляет первые признаки эмфиземы, кое-кто клянется немедленно бросить курить. При эмфиземе легочная ткань попросту исчезает, поэтому зона легких выглядит на снимке темнее нормального. Но рентген все же довольно грубый инструмент для того, чтобы показать затемнение раньше, а не на этапе, когда большинства легочной ткани уже нет. Так что «первый признак эмфиземы» на рентгеноснимке на самом деле означает далеко зашедшее заболевание. Кости, пораженные остеопорозом, на снимке также выглядят светлее, чем обычно, но прежде, чем такое изменение станет заметным, должно исчезнуть по крайней мере 50% костной ткани, поэтому первичная диагностика остеопороза по рентгеноснимку, как и при эмфиземе, свидетельствует о тяжелой форме заболевания.

Когда туберкулез был распространенным недугом, регулярный рентген грудной клетки был достаточно хорош для выявления болезни на ранних стадиях. Сегодня туберкулез встречается редко (за исключением иммигрантской среды и ВИЧ-инфицированных), и рентгеновское обследование заменили кожные пробы. Используя аналогию с туберкулезом, врачи пользовались рентгеном при осмотре курильщиков для выявления рака легких на ранних стадиях. Это имело определенный успех, но, к сожалению, рак легких быстро прогрессирует, и пациенты, чей диагноз был установлен рутинным рентгеноснимком, умирали столь же часто, как и те, чья болезнь выявлялась после появления симптомов.

Будучи когда-то традиционным при периодическом медосмотре и при приеме на работу, рентген больше не служит полезным целям, поэтому следует отказываться от снимков, если вам предлагают их сделать. Несколько больше могут дать другие методы обследования. Несмотря на все достижения медицины последних лет, лишь некоторые из них способны выявить скрытые излечимые болезни у людей, чувствующих себя хорошо, — это проверка давления, холестерина, стула на скрытую кровь и, может быть, еще проверки на простатоспецифический антиген и глаукому.

Для исследования текущего заболевания или последствий травмы рентген применяется довольно успешно, но он, как и другие виды инструментальных исследований, выдает в качестве результата цифры и пятнистые картинки, представляющие собой вспомогательную информацию, которую врач должен собрать и обдумать. Однако наиболее важным источником информации будет ваше описание того, что с вами происходит. После обдумывания вашего рассказа врач может получить дополнительную информацию, назначив различные анализы и обследования, и, чем лучше его талант как диагноста, тем меньше анализов и тестов вам придется пройти. Если вам посчастливилось найти хорошего врача и вразумительно объяснить ему свои проблемы — вы обеспечили себе максимум необходимого для наилучшего медицинского обслуживания.

Сегодня появляются все более совершенные рентгеновские аппараты, новые методы диагностики, такие, как компьютерная и магниторезонансная томография. Конечно, они достаточно дороги, да к тому же во время обследования человек получает хоть и небольшую, но все же дозу облучения. Впрочем, информативность томографии несоизмерима с ней. При магниторезонансном исследовании врач видит изображение срезов организма. С помощью компьютера можно убрать все лишнее, чтобы ничто не мешало наиболее полно оценить пораженный орган. У компьютерной томографии разрешающая способность чуть ниже, но принцип тот же. С ее помощью можно детально обследовать практически весь организм. Хотя для того, чтобы правильно наложить гипс на сломанную конечность, вполне достаточно будет обычного рентгена, который позволяет фотографировать объект с любой стороны и если нужно — в разрезе.

ЭНДОСКОПИЯ

Эндоскоп вводит внутрь пациента врач, предварительно сделав анестезию глотки, так что отныне нет необходимости глотать противный резиновый зонд. С помощью света и волоконной оптики доктор может не только изучить слизистую желудка, но и его функции, например, кислотопродуцирующую, от которой зависит появление язвенной болезни. Вообще эндоскопическое лечение весьма эффективно. При помощи прибора проводится облучение низкочастотными лазерами и аппликация лекарств на язвенную поверхность. Но самое главное — эндоскоп позволяет сделать биопсию пораженного участка, что необходимо для своевременной диагностики злокачественных новообразований.

МЕТОД ФОЛЛЯ

Китайская медицина существует уже более пяти тысяч лет. Именно китайские целители открыли на человеческом теле 12 меридианов, по которым распределяется энергия. Энергетический меридиан — совокупность определенных точек, обладающих повышенной электропроводностью. На них-то и «выходят» все наши жизненно важные органы. По напряжению в этих точках можно судить о состоянии и функционировании всех систем организма. А сбои электромагнитных колебаний в точках безошибочно говорят об очагах воспаления и дисбалансах.

Китайцы, у которых врачебное искусство передавалось от отца к сыну в течение многих поколений, чувствуют точки руками, буквально «видят» их.

Европейские же последователи китайской медицины пользуются для этого высококлассной аппаратурой, впервые разработанной немецким ученым Рейнхардом Фоллем более 40 лет назад.

Он совместил знания китайской иглорефлексотерапии, которую изучал долгие годы, с западными технологиями. Фолль к китайским меридианам добавил еще 8 своих и четко обозначил, какие точки на теле за какой орган «отвечают» (акупунктура). Так появился метод, позволяющий проводить электропунктурную диагностику с помощью аппарата-тестера Фолля, фиксирующего электропроводность той или иной точки. По шкале прибора определяют состояние любого органа: в пределах от 50 до 60 — норма, меньше 50 — дисбаланс, больше 60 — острый очаг воспаления. Воздействуя на точки Фолля, можно гармонизировать работу всего организма.

Методика Фолля отличается от всех прочих методов диагностики тем, что подразумевает не только установление правильного диагноза, но и индивидуальную гомеопатическую терапию. Схема работы врача такая: сначала по точкам определяется больная зона. Для установления более точного диагноза Фолль открыл так называемый «феномен дальнодействия»: не вводя лекарства в организм, можно определить, как оно будет действовать на конкретного пациента, назначить необходимые дозировки и индивидуальный курс лечения. В память аппарата Фолля внесено более 20 тысяч различных гомеопатических препаратов — целая «гомеопатическая аптека». Врач поочередно вызывает те, которые могут быть применены для лечения данной больной зоны, и смотрит, как среагирует стрелка прибора. Если лекарство подобрано правильно, стрелка приблизится к норме. Лекарство само выбирает «свою» болезнь — как теорема от противного. И уже зная лекарство, доктор четко ставит диагноз. Лечения обязательно включает в себя курс гомотоксикологии — очищения организма от шлаков, токсинов, вирусов с помощью гомеопатических препаратов, что совершенно необходимо, например, при лечении наркомании. По методу Фолля можно определить практически все заболевания кроме онкологических.

Этот метод диагностики позволяет тестировать любые возможные аллергены, а не только те, которые предлагает нам «метод насечек». Гомеопатия способна лечить очень многие заболевания. Например, препарат миристику называют «гомеопатическим ножом». Он способен без хирургического вмешательства вскрывать любые нарывы. Арника облегчает не только ушибы, но и психические травмы. «Причем фармакупунктура действует гораздо быстрее, нежели медикаменты, — считает врач-фоллист, рефлексотерапевт, получивший сертификат доктора медицины в Германии, Алексей Ивунин. — В китайскую точку вводится гомеопатический препарат, который моментально всасывается, и организм тут же реагирует».

Более того, по точкам Фолля можно диагностировать даже вирусную отягощенность — осложнение после вирусной инфекции, выраженное в накоплении организмом вирусов. Никакой другой вид диагностики вирусы «не видит». С помощью этого метода можно также диагностировать наличие в организме обследуемого человека вреднейших простейших (таких, как трихомонады более чем 56 видов), а также определить какие черви и глисты буквально «высасывают» из нас жизненные соки.

СПЕКТРАЛЬНЫЙ АНАЛИЗ

Все мы на 70% состоим из воды, на 30% — из химических веществ, состав которых можно определить по ногтям или волосам. Спектральный анализ проводится с помощью японского плазменного спектрометра-анализатора и дает полный количественный состав химических элементов, содержащихся в конкретном организме.

Существуют таблицы всех жизненно важных для нас микроэлементов. Содержание каждого из них должно соответствовать норме. Избыток или недостаток хотя бы одного микроэлемента ведет к различным заболеваниям.

Получая анализ, врач точно видит, какие элементы надо пополнить. Причины дефицита и избытка разных микроэлементов в организме — разные. Так, запасы магния сокращаются из-за неадекватного питания (мало семян, орехов, зерновых, много лимонада, консервов, колбасы), дисбактериозов кишечника, диабета, алкоголизма, длительного применения мочегонных препаратов. Избыток же магния ведет к поражению почек, надпочечников, щитовидной железы, сосудов. На повышенное содержание селена влияет радиация. Его недостаток ведет к преждевременному старению. Количество кремния сокращается из-за быстрого роста или старения, из-за физических перегрузок, из-за плохой воды.

Наша вода вообще отрицательно влияет на весь элементный состав, способствует накоплению токсинов. Поэтому совсем недавно группа российских ученых разработала принципиально новый очиститель, позволяющий добиться качества родниковой воды. Основу его составляет лавсановая мембрана, в которой на ядерном циклотроне с помощью ионов криптона пробиваются дырочки. Диаметр каждой из них — 0,2–0,4 микрона. То есть эта трековая мембрана представляет собой не что иное, как искусственный аналог мембраны живой клетки. На 1 см кв. — 300 миллионов дырочек. Через них может пройти всего лишь одна молекула воды. Все налипшие на нее вредные вещества остаются за бортом. Такая вода помогает очистить организм от шлаков, так как она полностью усваивается и забирает на себя все токсичные элементы.

Диагностика по волосам хороша тем, что может предсказывать болезнь задолго до ее видимого проявления. Недостаток же этой методики состоит в том, что с помощью спектрального анализа ставится лишь общий диагноз — «риск иммунодефицита», «риск аллергии».

Для более точной диагностики приходится прибегать к другим методам.

БИОРЕЗОНАНСНАЯ ДИАГНОСТИКА

Метод биорезонансной диагностики — совместная разработка Института психофизики и Института головного мозга — до последнего времени применялся лишь в космонавтике для экспресс-анализа состояния организма в экстремальных условиях. Биорезонансная диагностика основана на снятии частотной модуляции с коры головного мозга через наушники, снабженные специальными датчиками. Если организм здоров, все его клетки работают на определенной, свойственной данному индивидууму частоте от 58 до 72 гГц. Это вибрации крайне высокой частоты, которые улавливают только специальные приборы.

Больная клетка (как и клетка, находящаяся на грани заболевания) подвергается определенным изменениям клеточной структуры и меняет частоту. Если клетке недостает энергии, она начинает работать с большей частотой, если энергии слишком много — с меньшей.

Все эти изменения фиксирует кора головного мозга. Это жесткий диск, своеобразный «винчестер» нашего «компьютера». Она, подобно магнитофонной ленте, записывает всю информацию, поступающую как извне, так и изнутри организма. Подобно тому, как мы помним все основные события нашей жизни, начиная с раннего детства, кора головного мозга запоминает все происходящие в организме изменения независимо от срока давности.

Метод биорезонансной диагностики позволяет считывать эту информацию. Она воспринимается специальными датчиками, обрабатывается интегральной схемой и выводится на экран монитора в виде разноцветных маркеров на анатомической схеме человека. Эти маркеры и показывают нарушения в работе той или иной системы организма: желтые квадратики обозначают норму, красные — небольшое напряжение, треугольники, обращенные вниз — состояние, связанное со слабостью органа (предзаболевание), треугольники, обращенные вверх — небольшую нагрузку. Появление ромбов и черных квадратов говорит о более серьезных изменениях.

Чтобы сбалансировать эти сбои, можно воспользоваться иглоукалыванием. Ведь это — не что иное, как энергетическая подпитка организма. Игла в данном случае работает, как антенна, которая воспринимает сигналы той частоты, на которой работает окружающая среда.

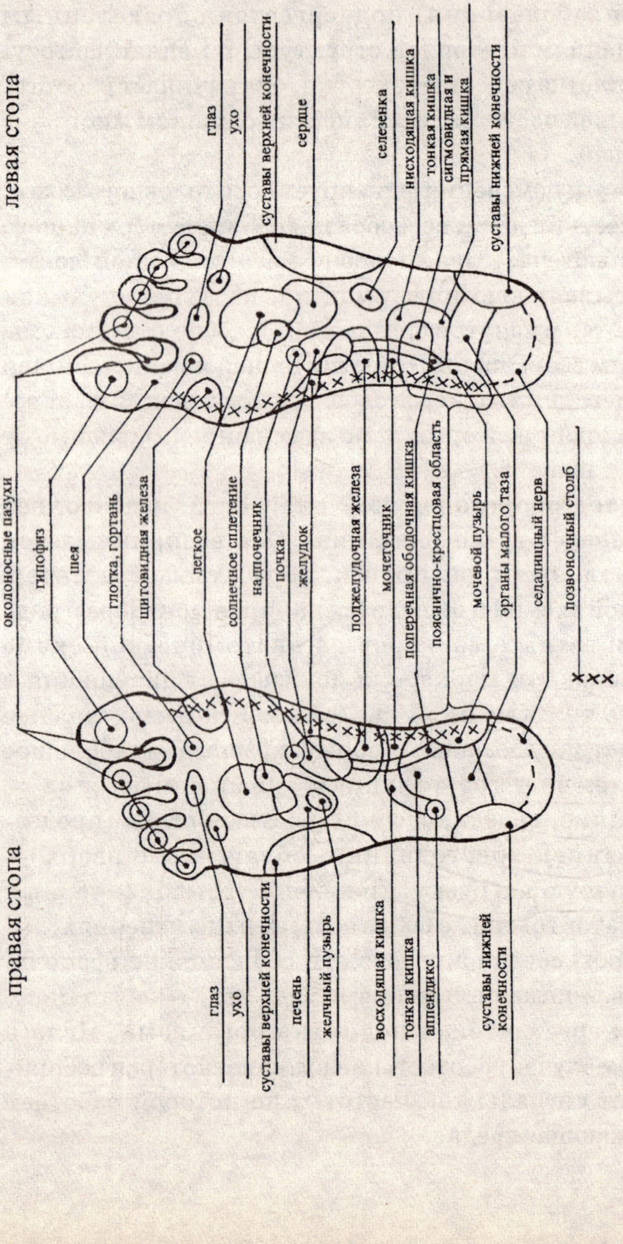

Рис. 8. Проекция органов и участков тела на поверхности стопы (зоны педопунктуры)

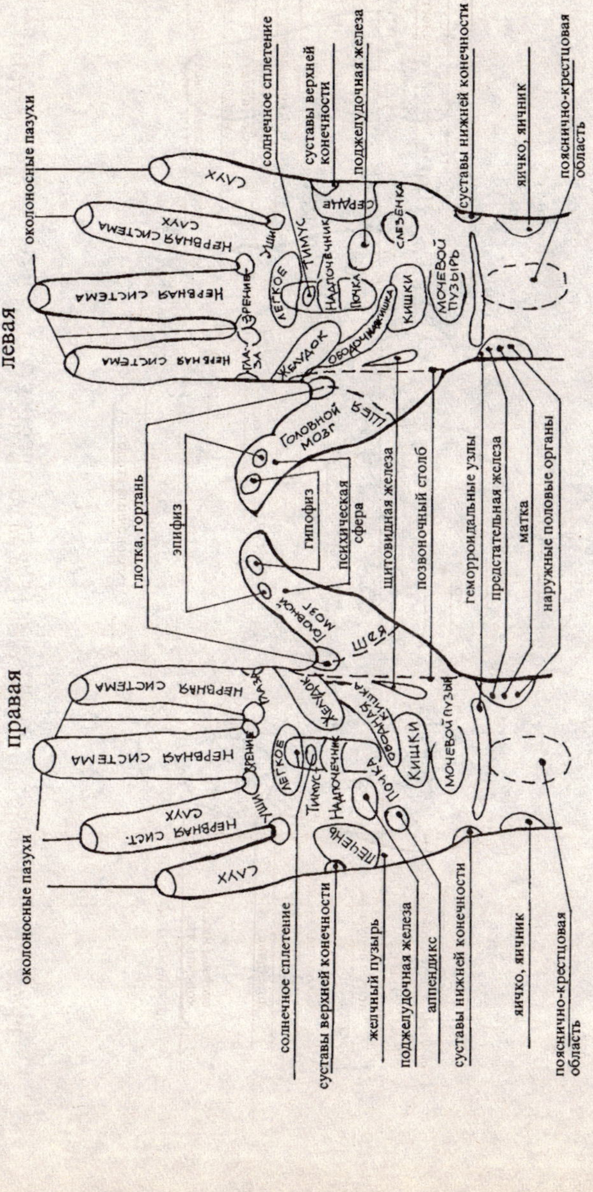

Рис. 9. Проекция органов и участков тела на ладони (зоны манопунктуры)

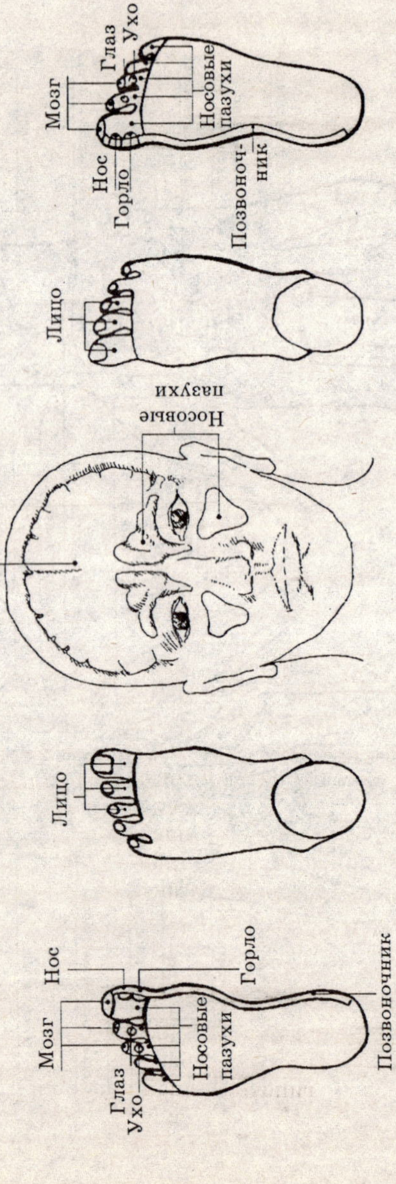

Рис. 10. Проекция органов и участков тела на поверхности стоп и лица (зоны педопунктуры)

Этот же принцип положен в основу биорезонансной терапии — воздействия высокой частоты на акупунктурные точки, своего рода иглоукалывание в виде волн. На базе военной конверсии были созданы приборы, излучающие лечебные волны крайне высокой частоты, малого диапазона и малой мощности, которые проникают внутрь организма всего на 2 мм, помогая устранить дисбаланс и не причиняя вреда какимлибо жизненно важным органам.

НА ПРИЕМЕ У ГИНЕКОЛОГА

Не секрет, что многие женщины, собираясь на прием к гинекологу, испытывают чувство неуверенности или даже страха. Это для них стресс, поскольку речь идет об очень деликатном вопросе. Некоторые женщины в силу стыдливости стесняются даже говорить с врачом о своих проблемах, а тут еще приходится проходить обследование. Положение усугубляется тем, что пациентки не знают и не понимают, для чего нужны те или иные исследования, а врачам некогда все объяснить, успокоить их, «расшифровать» непонятные и пугающие медицинские термины.

Итак, вы пришли на прием к гинекологу. Врач сначала побеседует с вами, выслушает жалобы, задаст вопросы, которые могут показаться не относящимися к делу и даже возмутительными, но эти «несущественные» мелочи часто помогают врачу в постановке диагноза, поскольку многие заболевания связаны с условиями жизни, работы, с перенесенным стрессом и т. д. На приеме у гинеколога нет стыдных тем. Все, что вы расскажете врачу, останется в стенах кабинета.

4 Зак. № 621

Данные, полученные при беседе, позволяют врачу определить направление исследования, выбрать методы диагностики. Поэтому надо откровенно отвечать на вопросы, ведь залог успеха в обоюдном сотрудничестве.

После беседы, как правило, требуется осмотр. Тип телосложения, характер жировых отложений, распределение и количество волос на теле, особенности внешности могут многое рассказать врачу о проблемах больного. Например, о гормональных изменениях, хронических заболеваниях. Такой осмотр проводится, как правило, незаметно для пациента, в то время, когда женщина входит в кабинет, пока готовится к исследованию.

Не удивляйтесь, если гинеколог попросит показать молочные железы. Они составляют часть репродуктивной системы, а ее заболевания входят в компетенцию не только врача-маммолога, но и гинеколога. Исследование груди позволяет поставить диагноз мастопатии, заподозрить онкологическое заболевание, и даже установить причину бесплодия.

Обследование на гинекологическом кресле врач начинает с осмотра наружных половых органов. Далее идет осмотр в зеркалах. Специальные инструменты, называемые зеркалами, позволяют осмотреть стенки влагалища и шейку матки. Если при этом выявляется какое-либо отклонение от нормы, то возникает необходимость взять отделяемое половых путей на исследование. Самым простым и наиболее доступным методом, (его применяют в любой женской консультации и поликлинике), является *мазок на флору*. Специальными ложечками берут отделяемое из канала шейки матки, влагалища и мочеиспускательного канала и наносят на стекло. Врач-лаборант исследует материал под микроскопом. С помощью этого метода можно выявить наличие воспалительного процесса (показателем его будет количество лейкоцитов), состояние эпителия (слизистой оболочки) исследуемых органов, определить некоторые виды инфекции (грибковую, кандидоз, гонорею, трихомониаз, бактериальный вагиноз).

В ряде случаев данных микроскопического исследования мазка недостаточно для постановки диагноза и назначения терапии, тогда прибегают к *методу полимеразной цепной реакции (ПЦР) или иммуноферментному анализу (ИФА)*. Взятие материала для исследования методом ПЦР осуществляется с помощью мини-ёршика, который вводят в канал шейки матки, при этом клетки эпителия и содержащиеся там бактерии остаются на его щетинках. Суть метода состоит в нахождении генетического материала возбудителя инфекционного процесса. Достоверность ПЦР составляет 99%. Данные методы (ПЦР, ИФА) применяются для диагностики таких специфических инфекций, как хламидиоз, микоплазмоз, уреаплазмоз, гарднереллез, папилломатоз, цитомегаловирусная и герпетическая инфекции.

Иногда, чаще всего при выявлении вирусной инфекции, требуется определить в какой форме — острой или хронической — протекает заболевание у пациента. Тогда определяют в крови титр (уровень) антител к данной инфекции (методом ИФА). Метод ИФА основан на взаимодействии антител и антигенов. Антитела — это вещества, вырабатываемые организмом для защиты от патогенных факторов (например, микробов). Антигены — это сами микробы. По титру антител, а также по тому, антитела какого класса обнаружены, можно судить о давности процесса.

При затяжных и часто повторяющихся процессах врач может назначить посев на флору и чувствительность к антибиотикам. При этом материал из влагалища или цервикального канала помещают в питательную среду, на которой выращивают бактерии, а затем определяют наиболее эффективные антибактериальные препараты.

Поскольку ни один анализ не дает 100% достоверности, врачи часто назначают и посев, и ПЦР, и ИФА, и мазок на флору одновременно. Полученная на основании нескольких исследований информация является более достоверной и помогает поставить точный диагноз.

При подозрении на патологию шейки матки проводят *кольпоскопию* — осмотр шейки матки под микроскопом. С помощью данного метода возможно определить эрозию шейки матки, лейкоплакию, папилломатоз, онкологические изменения. При необходимости, под контролем кольпоскопии, берут биопсию (маленький кусочек ткани) измененного участка и отправляют материал на гистологическое исследование. Ткань специальным способом обрабатывают и изучают под увеличением.

Гистология дает наиболее точные сведения о состоянии органа. Если исключено онкозаболевание, то для лечения заболеваний шейки матки часто применяют методы, которые основаны на разрушении патологического участка, а после заживления на этом месте образуется нормальная ткань. К таким методам относится диатермокоагуляция («прижигание»), лазерное воздействие (разрушение патологического образования с помощью лазера), криодеструкция («замораживание» пораженного участка), применение раствора кислот («Солковагин»).

После осмотра в зеркалах обычно производят двуручное влагалищное исследование. При этом исследовании определяют размеры, положение, состояние матки, маточных труб, яичников. С помощью влагалищного исследования диагностируются миома матки, воспаление придатков, кисты яичников, внематочная беременность, маточная беременность, возможно заподозрить эндометриоз и прочее.

Если при проведении исследования возникают сомнения в точности диагноза, назначают *ультразвуковое исследование (УЗИ)*. Этот метод является одним из ведущих методов исследования в гинекологии. Он эффективен, безвреден, позволяет определять состояние внутренних органов без нарушения целостности организма. Метод основан на способности различных тканей по-разному отражать ультразвуковые волны. При патологических изменениях в органах эта способность изменяется. С помощью ультразвуковой диагностики определяют функциональное состояние эндометрия (слизистой оболочки матки) и яичников, размеры и расположение органов, уточняют диагноз, поставленный при предшествующем исследовании. Техника УЗИ бывает различной и зависит от конкретной ситуации и оснащенности диагностического кабинета. При трансабдоминальном УЗИ исследование производят через переднюю брюшную стенку при наполненном мочевом пузыре. Мочевой пузырь оттесняет петли кишечника, что способствует лучшей видимости матки и яичников. При трансвагинальном исследовании датчик аппарата вводят во влагалище. Такой метод более прогрессивен, он дает более широкие возможности для диагностики. Датчик практически непосредственно соприкасается с исследуемым органом, поэтому нет необходимости наполнять мочевой пузырь, исследование не затрудняется ожирением, спаечным процессом, наличием рубцов на передней брюшной стенке. Но беременным на поздних сроках этот метод противопоказан.

Женский организм практически полностью является гормонозависимым. Многие процессы в нем подчиняются колебаниям уровня гормонов. Выяснить функциональное состояние репродуктивной системы позволяют тесты функциональной диагностики. К ним относится *измерение базальной температуры* в прямой кишке, которая изменяется в зависимости от фазы менструального цикла и является показателем работы яичников. Однако базальная температура не всегда дает достаточно информации о гормональном статусе пациентки, и возникает необходимость гормонального исследования. Уровень ряда гормонов зависит от фазы менструального цикла, поэтому сдавать их можно только в определенные дни. При ряде гормональных нарушений возникает необходимость исследования головного мозга, для чего прибегают к *компьютерной томографии (КТ)*, рентгенографии черепа. Эти исследования дают возможность судить о состоянии гипофиза, который регулирует деятельность многих желез внутренней секреции, в том числе и тех, которые управляют репродуктивной системой.

При бесплодии, кроме исследования уровня гормонов, определяют проходимость маточных труб. При *кимографической пертубации* (метод выявления функционального состояния матки и маточных труб) в полость матки, труб и в брюшную полость вводят воздух или газ и графически регистрируют сокращения маточных труб.

Часто дополнительно требуется проведение *гистеросальпингографии (ГСГ)*. В полость матки вводят рентгеноконтрастное вещество, а затем делают рентгеновский снимок. При проходимых маточных трубах вещество проникает в трубы и изливается в брюшную полость — это будет видно на снимке. Если же трубы непроходимы, то на снимке будет видно, какой отдел трубы поражен. Это важно для того, чтобы решить вопрос об оперативном лечении. Если непроходим конечный отдел трубы, то такую ситуацию можно исправить с помощью операции.

В настоящее время широко используются *лапароскопические операции* (при этом делают, как правило, три небольших прокола, в которые вводят видеокамеру и инструменты); такая операция менее травматична и послеоперационный период протекает легко. Если труба непроходима в ближайшем к матке отделе, то устранить этот дефект с помощью операции невозможно. Таким женщинам предлагают экстракорпоральное оплодотворение (ЭКО), т. е. оплодотворение в пробирке. В острых ситуациях, при проведении дифференциального диагноза между внематочной беременностью, апоплексией яичника (разрыв капсулы яичника) и аппендицитом, — проводят диагностическую лапароскопию, т. е. через прокол в брюшной стенке вводят видеокамеру и осматривают внутренности. При обнаружении патологического процесса производят операцию. С помощью ГСГ также диагностируется эндометриоз тела матки (аденомиоз), миома матки, аномалии строения матки, истмико-цервикальная недостаточность.

Для выявления внутриматочных патологических процессов используют *гистероскопию*. При этом в полость матки вводят манипулятор с видеокамерой. С помощью этого метода можно осмотреть канал шейки матки и полость матки. Это позволяет в некоторых случаях избежать выскабливания, которое является травмирующей процедурой, или взять биопсию только с подозрительного участка. Под контролем гистероскопии возможно разделить внутриматочные сращения, которые мешают наступлению беременности, и даже удалить миому матки, которая растет внутрь полости.

Женщинам, которые в анамнезе имели выкидыши, неразвивающиеся беременности, рождение детей с какими-либо отклонениями и т. д., показаны медико-генетические исследования.

Всем беременным женщинам при установлении факта беременности обязательно измеряют размеры таза специальным прибором тазомером. Это очень важные сведения, т. к. при суженном тазе роды через естественные родовые пути невозможны и необходимо кесарево сечение. При выраженном сужении, аномалии развития таза, подозрении на несоответствие размеров таза и головки плода, наличии в анамнезе травм таза, проводят рентгенопельвиометрию, т. е. измерение таза посредством рентгеновского снимка. Применяют этот метод в конце беременности, когда он уже не опасен для плода. В течение всей беременности измеряют высоту дна матки и окружность живота — это позволяет судить о том, как растет плод, соответствует ли его размер сроку беременности. С помощью этих данных можно посчитать предполагаемую массу плода.

Методом, с помощью которого можно оценить состояние плода, является *кардиотокография*. На живот матери помещают датчики, которые улавливают сердечную деятельность плода, его движения, маточные сокращения. Прибор регистрирует эти данные в виде кривой, по которой судят о состоянии малыша.

Беременным женщинам рекомендуется на сроке 16–21 неделя беременности исследовать такой показатель как альфа-фетопротеин, который является показателем состояния нервной системы плода. Для анализа берут кровь матери или околоплодные воды. К изучению околоплодных вод прибегают при подозрении на какие-либо отклонения в состоянии плода (генетические нарушения и т. п.), для этого производят операцию *амниоцентез* (пункцию плодного пузыря).

Естественно, проблема отношения пациентов к гинекологическому осмотру не решается только одной статьей. Но, возможно, прочитав ее, вы сможете разговаривать с врачом, лучше разбираясь в проблеме. Общаться с грамотным пациентом легче, и общение это более плодотворно. Хочется надеяться, что вы будете посещать врача не только, когда возникнет проблема со здоровьем, но и с профилактической целью раз в полгода или год.

Полное обследование надо пройти, если вы задумались о ребенке, при этом можно избежать многих проблем в будущем. То, что болезнь легче предотвратить, чем лечить, знают все, но не все следуют этой истине.

ЛЕЧЕНИЕ В СООТВЕТСТВИИ С ИНДИВИДУАЛЬНОЙ КОНСТИТУЦИЕЙ

Все самое важное
происходит со мной,
в этот день и в этот час,

М. Форман

С позиций Аюрведы больных следует лечить в соответствии с их конституцией. Соответствующее лечение, таким образом, не симптоматическое, а затрагивает саму физиологическую и психологическую сущность пациента. Целью Аюрведы является не излечение какой-либо конкретной болезни, а восстановление естественной гармонии каждого пациента. В результате затрагиваются глубинные механизмы всех болезней, которые проявляются у того или другого лица. При лечении же «болезней» врач действует поверхностно.

Знание конституции служит ключом для лечения, что является истинной основой любой профилактической медицины. При дифференцировании болезней в соответствии с конституцией мы можем понять, почему различные травы лечат одну и ту же болезнь или же почему некоторые травы действуют на много болезней.

В Аюрведе мы воздействуем на индивидуальную конституцию, ориентируясь на превалирующую дошу. Вообще говоря, мы воздействуем на дошу с помощью трав или терапевтических воздействий, природа которых противоположна характеру соответствующей доши. Согревающие и подсушивающие виды лечения применяются в случаях конституции капха, которая тяготеет к охлажденности и влажности. Согревание и увлажнение используется в случае ваты, для которой характерна тенденция к охлаждению и сухости; охлаждение и подсушивающее лечение используются для конституции питта, качество которой — избыточная теплота и влажность.

Однако в некоторых случаях травы, которые усиливают соответствующую дошу, могут способствовать лечению ее. Некоторые травы, которые усугубляют капху, как, например, лакрица, путем разжижения избыточной или накопившейся капхи облегчают ее выведение из организма. Поэтому то обстоятельство, что та или другая трава может усилить данную конкретную дошу, вовсе не означает, что такая трава ни в коем случае не может использоваться при лечении соответствующей доши. Такая трава может быть полезной в условиях кратковременного ее применения, или же в случае уравновешивания ее другими травами, более антагонистическими в отношении соответствующей доши. Курсы лечения травами и составами следует рассматривать целостно, в соответствии с общей стратегией и конечным ее результатом.

Индивидуальная конституция обычно определяет тот профиль болезней, к которым предрасположен соответствующий человек. Например, лица с конституцией капха склонны страдать болезнями типа капхи, как, например, простудные и застойные заболевания. Однако эти люди могут также страдать от заболеваний иной природы, нежели их конституция, как, например, характерной для капха-типа людей простудой может заболеть и человек с конституцией питта. Поэтому мы должны учитывать не только природу соответствующего пациента, но также и болезни, его поразившей, и воздействовать на то и другое.

На санскрите индивидуальная конституция называется пракрути, что означает «природа». Патологическое состояние называется викрути, что означает «отклонение от природы». При выяснении конституции того или иного лица мы в большей степени ориентируемся на врожденные показатели, такие, как физическая конституция, или же долгосрочные, проходящие через всю жизнь склонности и пищевые предпочтения. С другой стороны, выяснение характера заболеваний в большей степени определяется симптомами, которые могут носить временный характер.

В случае, когда наша фитотерапия имеет целью воздействовать на острые, временные или поверхностные патологические состояния, определение индивидуальной конституции не имеет особой важности. В этом случае мы можем просто и непосредственно воздействовать на само болезненное состояние. Однако в случае более глубоко укоренившихся и хронических заболеваний, то есть в условиях длительного лечения, для полного и эффективного лечения важным является знание конституции больного.

Патологические состояния, имеющие природу, отличную от природы индивида, относительно легко подвергаются лечению. В то же время заболевания той же природы трудны для лечения, поскольку природа индивидуума усиливает природу самой болезни.

В первом случае мы можем более просто и непосредственно лечить само заболевание. Однако в условиях хронических болезней, когда речь идет о длительном лечении, знание конституции важно для того, чтобы добиться полного и эффективного излечения.

ЛЕЧЕНИЕ КАПХИ

Капха, для которой характерно превалирование воды, характеризуется такими качествами, как склонность к охлаждению, повышенная влажность, замедленность и тяжесть. Поэтому лечение проводится посредством согревания, подсушивания, облегчающего действия и стимулирующей терапии. По вкусу средства, применяющиеся при лечении капха, характеризуются остротой, горечью и вяжущим эффектом; все они производят подсушивание и дают облегчающий эффект, являются катаболическими средствами. Острый вкус, который также оказывает согревающее действие, прямо противоположен самой природе капха, и поэтому именно ему отдается предпочтение как избирательному средству при лечении состояний типа капха.

Те виды терапии, к которым прибегают для лечения состояний капха, являются облегчающими видами лечения. Обычно они назначаются в сочетании с голоданием или же легкой диетой. Их действие должно снизить вес, так сказать, долю элемента земли в организме, и удалить воду.

Вода может быть удалена из организма различным образом. Наиболее прямым путем является путь через почки, путем диуреза. Отсюда диуретический метод лечения, а именно: усиление функций почек является главным подходом при проведении лечения состояний капха. Такой подход позволяет бороться с отеками, с застоем воды в организме и способствует удалению из организма жиров, которые также обычно характеризуют избыток воды. Травы с диуретическим действием, однако, не затрагивают саму сущность патологии, характерной для капха. Наиболее характерный для капха эффект — накопление воды в легких и желудке, а диуретические средства, действующие на почки, могут на эти органы и не подействовать.

Вода может удаляться также посредством испарения кожей, через пот. Потогонные травы способствуют потоотделению и удаляют избыток капха через кожу. Таким образом, потоотделение является другим важным методом уменьшения капхи. Этот подход эффективен при лечении обычных простуд и гриппозных состояний, которые обычно относятся к состояниям капха; этот метод эффективен также для удаления воды, находящейся под кожей, с лица и верхней части тела. Данный подход полезен также при начальных стадиях лихорадочных состояний, при астме, бронхите, лимфостазе.

Вода содержится также в организме в виде флегмы или слизи — именно в такой форме капха обычно и представлена в организме. Она может накапливаться в легких и кишечнике и затем распространяться в другие части желудочно-кишечного тракта. Вода может также проникать под кожу, создавая различные опухоли, обычно — доброкачественные. Флегма может локализоваться в любой части тела и блокировать каналы циркуляции, шроты, вызывая различные болезни, как, например, поражение сердца за счет высокого содержания холестерина. Чтобы удалить капху, присутствующую в форме флегмы или слизи, используются отхаркивающие и удаляющие слизь травы.

Согласно принципам Аюрведы, наиболее эффективным способом снизить капху является применение рвотных средств. Капха первично находится в легких и в желудке, и из этих органов может быть наилучшим образом удалена путем лечебной рвоты. Этот метод является развитием потогонного метода лечения и лечения посредством отхаркивания. Капха, которая снижается и оседает, изгоняется посредством подъема и рассеивания.

Однако для того, чтобы лечебная рвота была эффективной, она должна вызываться с помощью правильных лечебных средств. Это лечение должно проводиться лишь теми, кто располагает специальными знаниями в этой области и соответствующим образом обучен. Рвота, которая вызвана несвоевременно, или у больного с неподходящей для этого конституцией, может существенно ухудшить состояние и неблагоприятным образом подействовать на нервную систему.

Капха является холодной и тяжелой, то есть имеет атрибуты, противоположные агни и, таким образом, она снижает или подавляет пищеварительный огонь. Именно это — недостаточность пищеварительного огня приводит к повышенному содержанию воды (капхи), что и вызывает различные заболевания.

С этой точки зрения, травы, которые способствуют пищеварению, стимулирующие и ветрогонные травы, являются другим важным средством в терапии, снижающей капху. По существу, они являются горячими, острыми травами, которые усиливают агни, стимулируют метаболизм, циркуляцию и активность, которая снимает свойственную капхе инертность. Именно поэтому пряности оказывают полезное действие в случае конституции капха.

Горькие травы, особенно те, которые относятся к так называемым горьким тонизирующим средствам, являются особенно сильными средствами по снижению содержания жиров в организме и поэтому также оказывают сильный эффект по снижению капхи. Горькие травы состоят, главным образом, из элемента «воздух», поэтому они приводят к снижению веса, к снижению содержания элемента «земля» в организме, который также относится к капхе. Горькие травы уменьшают тягу к сладкому и стимулируют функции селезенки — поджелудочной железы.

Травы, оказывающие слабительное действие, травы, стимулирующие эвакуацию кишечника, аналогичным образом способствуют снижению уровня элемента земли в организме и, таким образом, снижают капху (хотя их следует применять только в том случае, когда состояние пациента оправдывает это).

Вяжущие травы, благодаря свойственному им подсушивающему, а зачастую и диуретическому эффекту, наряду с отхаркивающим действием, также представляют ценность по снижению капхи.

Многие из этих видов траволечения оказываются связанными между собой: многие горячие острые травы, такие, как имбирь, корица и гвоздика обладают не только стимулирующим и улучшающим пищеварение действием, но также производят потогонный и отхаркивающий эффект. Большинство горячих стимуляторов обладают отхаркивающим действием, а некоторые оказывают и потогонный эффект. Большинство потогонных средств оказываются также отхаркивающими. Здесь работает тот же принцип — усилить огонь, снизить уровень воды.

Фитотерапия является наиболее эффективным видом лечения по снижению капхи. Это определяется тем, что превалирующими вкусами трав являются горький, вяжущий и острый — три вкуса для снижения капхи. Лишь немногие травы повышают капху. Даже сладкие, тонизирующие и мягчительные травы могут быть полезны ввиду их разжижающего капху действия, что способствует выделению, удалению ее из организма. Травы являются хорошей основой для облегчающей и детоксицирующей терапии, применяемой для лечения капхи.

ЛЕЧЕНИЕ ПИТТЫ

Питта, которая состоит, главным образом, из элемента «огонь», первично является горячей по своим качествам. Поэтому ее лечат, прибегая к охлаждающей или жаропонижающей терапии. Питта является также влажной, легкой и подвижной, так что на нее может оказывать положительный эффект лечение и подсушивающим, питательным и успокоительным действием. Однако при лечении питты, всегда следует начинать с использованием охлаждающей терапии.

Вкус средств для лечению питты — сладкий, вяжущий и горький, они по своей природе относятся к охлаждающим средствам. Горький вкус, являясь наиболее холодным и наиболее подсушивающим из всех, оказывается наиболее сильным средством по снижению питты.

Лечение питты непосредственно связано с лечение крови (ракта), ткани организма, которая связана с питтой. При проведении терапии, направленной на рассеивание жара, кровь обычно охлаждается параллельно с питтой. Большинство проблем жара крови, ее токсичности и кровотечения связаны с питтой. Большинство патологических состояний, при которых имеет место жар тела, лихорадка, воспаление, инфекция или повышенная кислотность, также обычно связаны с питтой. В случае нарушений питты симптомы оказываются идентичными сказанному выше. Однако питта или агни могут быть застопоренными или смещенными под действием ваты или капхи. Это приводит к симптомам жара, таким, как лихорадка, однако эти симптомы не следует лечить путем умеряющего действия на дошу, первично вызывающую патологию. Не следует упрощенным образом лечить все виды жара как питту.

Жар может удаляться из организма различным образом. Следует определить природу, глубину, местонахождение и локализацию проявления питты для того, чтобы определить надлежащее лечение.

Поверхностный жар, как, например, при лихорадке, обусловленный простудой или временным (необязательно хроническим или глубоко укоренившимся) воспалением кожи, обычно лечится с использованием потогонных трав. Согревающие потогонные травы усиливают жар и вызывают потоотделение, тем самым усиливая питту. Однако имеется также группа охлаждающих потогонных, которые рассеивают жар и устраняют питту через потоотделение. Эти средства показаны в случае обусловленного питтой поверхностного жара, при обусловленной питтой простуде и т. д.

Жар в крови, который наблюдается при многих воспалительных и инфекционных заболеваниях, язвах, нарывах, инфекциях и т. д., хорошо лечится с помощью укрепляющих трав. К ним относятся обычно горькие или вяжущие травы, снижающие питту, зачастую обладающие антибактериальными свойствами и способствующие выздоровлению. В тех случаях, когда жар крови приводит к кровотечениям (что нередко встречается), можно использовать вяжущие или кровоостанавливающие травы, травы, вкус и энергия которых ослабляют питту.

В случае особо сильного жара, сильной лихорадки или сильно выраженных состояний питта, используются горькие, удаляющие жар и рассеивающие тепло травы. В гербалогии Запада их называют горькими, тонизирующими средствами. Они являются наиболее сильными видами трав для охлаждения питты, седативного действия и очищения печени, а также для снижения глубоко локализованного жара — лихорадки в глубине тела. Аюрведа называет эти травы жаропонижающими травами и рекомендует использование горького вкуса для снижения лихорадки. По своему действию они сходны с укрепляющими, однако являются более сильными и достигают более глубоко расположенных тканей, нежели кровь и лимфа.

Слабительные средства, то есть травы, стимулирующие экскрецию, энергия которых оказывает охлаждающий эффект, являются другим сильным терапевтическим средством, снижающим питту. При выраженном огненном компоненте питты, или же когда имеет место сильная лихорадка, соответствующий жар накапливается в желудочно-кишечном тракте и обезвоживает каловые массы, приводя к запору. При такой ситуации очистка кишечника может непосредственным образом ослабить питту; именно при такой картине обычно используются наиболее сильные слабительные. С другой стороны, когда сильно представлен водный элемент питты, — а такая ситуация встречается более часто — то наблюдается понос, или жидкий стул, имеющий природу жара. В этом случае также можно использовать охлаждающие слабительные средства, поскольку причиной расстройств вновь оказывается жар.

С позиций Аюрведы, лечение посредством слабительных (виречана карма) является наиболее эффективным методом удаления избытка питты из организма, поскольку при этом питта изгоняется из места ее накопления в тонком кишечнике. Такой путь представляется естественным для удаления питты, однако в этом случае также может требоваться контроль, поскольку данный метод относится к сильнодействующим методам лечения.

Обычно жар изгоняется из организма в направлении вниз. Жар имеет тенденцию подниматься и расширяться и, соответственно этому, его удаление осуществляется путем снижения и ограничения действия. По этой причине не только слабительный эффект, но также и диуретический могут быть полезными в ослаблении питты. Мочеиспускание приводит к удалению из организма не только воды, но также жара и закисленности, что также оказывает сильное снижающее питту действие.

Частыми проявлениями питты являются избыточная потливость, поносы, кровотечения, воспаленное или изъязвленное состояние кожи или слизистых оболочек. Для того, чтобы прекратить эти патологические состояния, а также стимулировать процессы заживления, при лечении прибегают к травам, оказывающим вяжущее действие.

Когда питта, в связи с избытком элемента воды, подавляет пищеварительный огонь, приводя к несварению и накоплению токсинов, возможно использование некоторых острых трав, например, имбиря, из-за их стимулирующего действия на пищеварение. Однако их следует применять осторожно, умеренным образом, или же в сочетании с другими уравновешивающими травами. Горькие тонизирующие средства также способствуют усилению агни, благодаря оказываемому им подсушивающему действию; кроме того, они не усиливают питты.

ЛЕЧЕНИЕ ВАТЫ

Вата, которая представлена, главным образом, элементом «воздух», по существу холодная, сухая, легкая и подвижная. Поэтому лечение такой конституции направлено на согревание, увлажнение и увеличение веса. Соответствующая терапия должна также умерять гиперактивность. Вкусовые характеристики, которые снижают вату — это сладкий, кислый и соленый вкусы; все они являются увлажняющими или питательными в своем действии.

В то же время многие острые травы могут снижать вату. По сути дела, большинство острых трав могут использоваться в этом плане, включая некоторые из наиболее сильных снижающих вату трав. В то же время при избыточном использовании соответствующего средства происходит лишь усиление ваты.

В этом плане следует различать два общих типа нарушений ваты, отличающихся один от другого. Их можно определить как «обусловленная ватой недостаточность» («вата-дефициты») и «вата-закупорка». «Обусловленная ватой недостаточность» (дхату кшая) характеризуется истощением тканей, вызываемым иссушающим и «облегчающим» действием ваты.

Большинство случаев истощения, обезвоживания и дефицита жизненных соков представлены именно этим типом вата-патологии. «Вата-закупорка» относится к тем видам патологии ваты, которые вызываются блокированием энергетических каналов за счет скоплений ваты, которые могут накапливаться вместе с амой, капхой и питтой. Сюда относятся такие болезни, как артриты и ревматизм, равно как нарушения органов пищеварения, проявляющиеся во вздутии живота, повышенном газообразовании и запорах. Такое накопление ваты может привести к ожирению или состоянию, которое называется «анаболическая вата».

Обусловленные ватой дефициты лечат средствами тонизирующей терапии, то есть, главным образом, сладкими и питательными травами и соответствующими видами пищи. В случае вата-закупорки следует устранить соответствующую закупорку, что не может быть достигнуто тонизирующей терапией. Тонизирующая терапия в этом случае будет только усугублять закупорку и усиливать застой ваты, усиливая тем самым болевые ощущения и дискомфорт. Поэтому мы используем в этом случае острые травы для устранения закупорки и снижения ваты.

Острый вкус оказывает на вату стимулирующее действие и, таким образом, может помочь привести вату в движение и устранить ее скопление. В своем краткосрочном действии это снижает вату, однако в плане долгосрочных последствий после того, как блокада движения ваты устранена, это приводит к увеличению ваты.

Острый вкус является наиболее горячим вкусом. К нему прибегают для того, чтобы рассеять холодную составляющую ваты. Он усугубляет вату только в плане сухости. Поэтому, если нам следует в первую очередь воздействовать на холодный аспект конституции ваты, то мы можем использовать острый вкус. В том же случае, когда превалируют сухость и обезвоживание, этот вкус является противопоказанным.

Острые травы полезны также в случае слабого или неустойчивого пищеварения, которое характерно для конституции вата. Поскольку они являются наиболее сильнодействующими травами для стимуляции агни (огня) или разрушения токсинов, то они противодействуют характерным для высокого уровня ваты несварениям и плохой усвояемости.

В терминах западной гербалогии для ослабления ваты можно использовать следующие травы и виды терапии.

Потогонные средства согревающей природы могут применяться для рассеивания ваты, когда речь идет о простудах и гриппозных состояниях (именно ветер приносит простуду в организм). Потогонные средства полезны также, когда требуется увлажнить кожу при ее сухости, вызванной нарушениями ваты. Однако потогонные в этом случае следует применять в умеренных количествах с тем, чтобы не получить иссушение ваты как следствие избыточного потоотделения. Эти средства используются, главным образом, в случае вата-закупорки. Многие из них обладают антиревматическими свойствами и используются при артрите (ама-вата).

Ветрогонные травы, которые удаляют газы из желудочно-кишечного тракта, используются, главным образом, при вата-закупорке. Нервные и антиспазматические травы, которые снижают напряжение мышц, снимают спазмы и нервные треморы, также оказывают лечебное действие при вата-закупорке.

Лечение слабительными средствами используется для борьбы с запорами, которые так часто встречаются при патологии, связанной с ватой. Их применяют главным образом при вата-закупорке. Однако они могут в очень сильной степени усугубить вата-состояние при их передозировках. Слабительные средства, которые увлажняют каловые массы и увеличивают их объем, такие, как семя льна, более подходят в случае вата-дефицита. Сильные слабительные, такие, как ревень или сенна, могут быть необходимым лекарством, но лишь временно, когда речь идет о вата-закупорке. Однако их следует применять с осторожностью.

При вата-патологии очень помогают стимулирующие виды лечения, которые усиливают пищеварение, аппетит и нейтрализуют аму. При вата-закупорке они снимают блокаду амы и капхи. При вата-дефиците они стимулируют аппетит и пищеварение, тем самым способствуя анаболическим процессам и укреплению организма.

Вата-дефициты лечат, используя тонизирующую, питательную и омолаживающую фитотерапию и соответствующую диету. Горькие тонизирующие средства западной гербалогии, поскольку они имеют те же характеристики, что и вата, в этих случаях противопоказаны. Сладкие, успокоительные или мягчительные травы, такие, как солодка и окопник, наиболее близки к тонизирующим, питательным травам, согласно Аюрведе.

Аюрведа считает, что для удаления избытка ваты из организма и таким образом для наиболее эффективного лечения всех нарушений, связанных с патологией ваты, показанной является клизменная терапия. При этой терапии под опытным руководством готовят клизмы с использованием медицинских трав и масел.

Прописи Аюрведы для снижения ваты часто содержат соль, особенно соль минерального, а не морского происхождения, поскольку минеральная соль легче и является весьма хорошим стимулирующим пищеварение средством для людей вата-конституции.

ДЕТОКСИКАЦИЯ — УДАЛЕНИЕ ШЛАКОВ ИЗ ОРГАНИЗМА

Согласно Аюрведе, кишечник является одной из важнейших регулирующих систем организма.

Как известно, кишечник состоит из толстого и тонкого.

Тонкий кишечник является царством питта-доши. Здесь завершается процесс распада пищи на более простые компоненты. Белки расщепляются на аминокислоты, жиры — до насыщенных жирных кислот, а углеводы — до глюкозы. Затем, всасываясь в кровь, они поступают через систему воротной вены в печень, где из них синтезируются необходимые организму пластические и энергетические субстраты. Кроме того, здесь находятся особые клетки, называемые апудоцитами, которые, при воздействии на них компонентов пищи, вырабатывают биологически активные вещества, регулирующие активность катаболических процессов и ферментов.

Толстый кишечник является царством вата-доши. Его слизистая крайне богата рецепторами, раздражение которых так называемыми «балластными» веществами пищи приводит к активизации соответствующих центров спинного мозга, регулирующих активность различных вегетативных органов.

В результате несбалансированного питания, злоупотребления рафинированной и консервированной пищей, хронических стрессов и малоподвижного образа жизни нарушается интегральный показатель функции нервной системы, регулирующий выработку пищеварительных ферментов, перистальтику и открытие сфинктеров желудочно-кишечного тракта; интегральный показатель пищеварительных ферментов и интегральный показатель защитных механизмов слизистой желудка, тонкого и толстого кишечника. Из-за этого в кишечнике накапливаются продукты неполного метаболизма, так называемая ама, которая имеет липкую, вязкую, тяжелую природу.

Ама покрывает щеточную каемку и лакуны толстого кишечника, препятствуя процессу пристеночного пищеварения и нормальному усвоению организмом аминокислот, жирных кислот, глюкозы, микроэлементов и витаминов; нарушает доступ биологически активных веществ к апудным клеткам; блокирует рецепторы толстого кишечника и вызывает постоянную эндоинтоксикацию, сопровождающуюся повышенной слабостью, утомляемостью, общим недомоганием и раздражительностью.

Таким образом, выводится из строя резервное звено нейроэндокринной регуляции организма, нарушаются процессы анаболизма и накапливаются «шлаковые» продукты, отравляющие организм. Человек вынужден съедать пищи больше, чем ему требуется. Как известно, центр голода гипоталамуса блокируется только при достаточном насыщении крови глюкозой. Все это приводит к несварению и еще большему накоплению амы и развитию дисбактериоза. Лекарственные препараты и пищевые добавки не оказывают должного действия, так как процесс всасывания нарушен. Болезнь переходит в так называемую эндотоксическую стадию, т. е. организм начинает отравлять сам себя изнутри. Ама всасывается в кровь и постепенно начинает накапливаться в ослабленных тканях и органах.

Методы очищения кишечника, которые приводятся во множестве современных изданий, на практике оказываются не всегда эффективными, и нередко приводят к разбалансированности нервной системы, в частности, показателя, управляющего перистальтикой сигмовидной и прямой кишки, тонусом ануса и мочевого пузыря, а также органов половой системы. Обычно авторы подобных книг и статей повторяют друг за другом одну и ту же ошибку, предлагая метод клизм, некоторые из них при этом даже ссылаются на Аюрведу как источник такого знания.

Почему вредны клизмы?

Действительно, в Аюрведических канонах предлагается метод лечебных клизм, так называемый метод бакти-крии. Однако его применяют не для очищения кишечника, а, наоборот, для уменьшения его активности или введения лекарств через капиллярное русло прямой кишки, позволяющее биологически активным веществам проникать в кровь, минуя желудок и печень. В этом возникает необходимость чаще всего при патологии желудка (например, при наличии язвенной болезни) или для быстрого введения лекарственного средства. Эффективность действия при таком способе может конкурировать с внутривенным введением лекарственных препаратов. Однако Аюрведа запрещает применять клизмы чаще, чем 2–3 раза в месяц, чтобы не нарушить такое хрупкое равновесие микрофлоры в кишечнике. Более того, именно ама тонкого кишечника представляет главную опасность. Как же авторы метода клизм предполагают удалить продукты неполного метаболизма со щеточной каемки и лакун тонкого кишечника? Некоторые думают, что в этом случае может быть эффективно применение процедуры, носящей название шанк-пракшалана — употребление огромного количества соленой воды, сочетаемое с выполнением определенных асан. Суть этого метода состоит в том, что после правильного выполнения указанных упражнений открываются все сфинктеры в кишечнике и вода, промывая весь кишечник, прямо из желудка попадает в прямую кишку. Однако этот метод может использоваться лишь для поддержания кишечника в чистоте, а не для первичного удаления эндотоксинов. Вспомните, когда у вас забивается раковина на кухне, и вы снимаете сливные трубы, что вы там обнаруживаете? Стенки труб покрыты липким, вязким образованием, напоминающим замазку. Разве можно его удалить струей воды? Для этого необходима химическая очистка. Нечто очень похожее накапливается и в нашем кишечнике. Поэтому для его удаления Аюрведа предлагает метод виречан — сочетание сладких слабительных с энтеросорбентами.

Существует так называемое «жесткое» и «мягкое» очищение кишечника. В первом случае продолжительность цикла составляет 10–15 дней, во втором — 2–3 месяца и более.

«Жесткое» очищение кишечника

Всегда выполняется только на убывающей Луне (в период от полнолуния до новолуния).

1-й день — с 10.00 до 11.00 — 1 ст. ложка касторового масла (или 15 капсул), которое запивается свежевыжатым грейпфрутовым соком. Кроме того, 3 раза в день, за 2 часа до или через 2 часа после еды, принимается энтеросорбент полипефан по 1 ч. ложке, предварительно разведенный и размешанный в стакане воды. Его можно заменить 3–5 измельченными таблетками активированного угля или 1 ч. ложкой энтерогеля.

2-й день — имбирный чай, энтеросорбенты.

3-й день — имбирный чай, энтеросорбенты.

4-й день — имбирный чай, энтеросорбенты.

5-й день — с 10.00 до 11.00 — 1ст. ложка касторового масла (или 15 капсул), которое запивается свежевыжатым грейпфрутовым соком, имбирный чай, энтеросорбенты.

6-й день — имбирный чай, энтеросорбенты.

7-й день — имбирный чай, энтеросорбенты.

8-й день — имбирный чай, энтеросорбенты.

9-й день — имбирный чай, энтеросорбенты.

10-й день — с 10. 00 до 11. 00 — 1 ст. ложка касторового масла (или 15 капсул), которое запивается свежевыжатым грейпфрутовым соком, стакан лечеб-ного имбирного чая, энтеросорбенты.

11-й день — имбирный чай, энтеросорбенты.

12-й день — имбирный чай, энтеросорбенты.

13-й день — имбирный чай, энтеросорбенты.

14-й день (если необходимо), с 10.00 до 11.00 — 1ст. ложка касторового масла (или 15 капсул), которое запивается свежевыжатым грейпфрутовым соком, имбирный чай, энтеросорбенты.

Касторовое масло «вытряхивает» аму из лакун и щёточной каёмки тонкого кишечника и вызывает послабляющий эффект.

Энтеросорбенты связывают аму, не позволяя ей вновь оседать или всасываться в тонком кишечнике. Дополнительно, для усиления эффекта, необходимо утром, сразу после сна выпивать стакан лечебного имбирного чая.

Имбирный чай

На один стакан воды — 1/4 ч. ложки порошка имбиря, 1/5 ч. ложки порошка куркумы, 1/3 ч. ложки сенны, 1/2 ч. ложки порошка корня аира, 1/3 ч. ложки корня солодки, 1/4 ч. ложки порошка гвоздики, 1/4 ч. ложки соцветий пижмы, 1/2 ч. ложки порошка льняного семени, 1/2 ч. ложки порошка морской капусты, 1/3 ч. ложки порошка тмина или фенхеля.

Все тщательно перемешивается и заливается 300 мл крутого кипятка. Настаивается в термосе 1,5–2 часа. Процеживается через один слой марли. Добавляется 1 ч. ложка меда и сок 1/2 среднего лимона. Выпивается маленькими глотками в течение 15–20 минут.

Лечебный имбирный чай изменяет свойства амы, особенно её вязкость и липкость, а также способствует её выведению через нижние отделы толстого кишечника.

В период очищения можно есть только гречу, овсянку, сваренную на воде, или рис, который перед употреблением сутки вымачивают в воде, затем варят с минимальным количеством соли и растительного масла. Можно пить свежевыжатый грейпфрутовый или арбузный сок, компот, сваренный из сухофруктов без сахара, который при желании можно заменить медом.

Для закрепления эффекта рекомендуется в течение одного месяца после очищения кишечника принимать по 1 ч. ложке 2–3 раза в день, за 15 минут до еды, гель алоэ с медом.

Гель алоэ с медом

Для его приготовления в течение 9 дней не поливают растение алоэ (возраст растения должен быть не менее 3-х лет). Затем срезают нижние листья и, завернув их в марлю, помещают в холодильник на 4 часа. Затем отжимают сок и смешивают его с медом в соотношении 1:2. Кроме того, на 100 мл состава добавляют сок 2 зубчиков чеснока и 2 ч. ложки порошка имбиря.

ВНИМАНИЕ

Такой способ очищения кишечника, несмотря на его высокую эффективность, тем не менее, противопоказан при обострении язвенной болезни желудка и двенадцатиперстной кишки, неспецифических язвенных колитах, онкологических заболеваниях органов пищеварения, детям в возрасте до 14, пожилым людям старше 70 лет, сильно ослабленным больным.

Тому, кто имеет эти противопоказания, рекомендуется очищать организм более мягким способом.

«Мягкое» очищение кишечника

Этот метод показан людям, страдающим хроническими атоническими запорами и имеющим высокий холестерин в крови.

Необходимо измельчить на кофемолке в порошок следующие компоненты:

- *300 г льняного семени;*
- *500 г пшеничных отрубей (лучше использовать хлопья зародышей пшеницы);*
- *20–25 г гвоздики;*
- *100 г тмина или фенхеля;*
- *20–25 г мускатного ореха;*
- *20–25 г корня аира;*
- *50 г шишек хмеля;*
- *100 г тыквенных семечек;*
- *20–25 г соцветий пижмы;*
- *50 г семян мака;*
- *50 г корня солодки;*
- *50 г сенны (александрийского листа);*
- *100 г морской капусты.*

Все тщательно перемешать, добавляя мед до получения кашицеобразной массы. Принимать по 1–2 ч. ложки, за 30 минут до еды, 3 раза в день, запивая грейпфрутовым соком. Людям пожилого возраста рекомендуется принимать указанный состав по 1 ст. ложке утром после сна и вечером перед сном, дополнительно добавляя яблочный пектин.

Яблочный пектин

Яблоко зеленых сортов запекается в духовке, очищается от кожуры и косточек.

Курс очищения начинают на 2-й или 3-й день после новолуния и продолжают его от 2-х до 6 месяцев, в зависимости от показаний.

Один раз в 10 дней очистительный состав заменяют аналогичными дозами полифепана.

В период очищения кишечника **категорически исключаются:** мясо, рыба, яйца, сахар, выпечка из рафинированной пшеничной муки, макароны, дрожжи, бобовые, белокочанная капуста, картофель, кетчупы, маринады, фисташки, апельсины, мандарины, йогурты, восстановленное молоко, кофе, какао, шоколад, арахис, маргарин.

Рекомендуется употреблять: рис (особенно цельный), гречу, овсянку, проросшую пшеницу, тыкву, кабачки, патиссоны, цветную капусту, репу, морковь, свежие огурцы, груши, гранаты, арбузы, грейпфруты, киви, персики, вишню, калину, чернику, черную смородину, черешню, дыню, миндаль, подсолнечные и тыквенные семечки, ацидофилин, бифидокефир, творог, пресные (белые) сорта сыра, оливковое масло.

«Мягкий» способ не имеет противопоказаний и может применяться для очищения по Аюрведе в любом возрасте (исключая, естественно, грудных детей). Этим методом не только очищается кишечник и кровь, но и происходит настройка работы органов пищеварения. Это хороший способ избавиться от лишнего веса и нормализовать холестериновый обмен. «Мягкий» способ применяют в комплексном лечении бронхиальной астмы, атеросклероза, нейродермита, псориаза, экземы и полиартритов.

Подробнее об аюрведических способах очищении организма рассказано в моей книге «Очищение организма специями и пряностями», там же вы сможете прочесть и обо всех лечебных свойствах специй и трав, входящих в состав очищающих средств.

5 Зак. № 621

Удаление амы при лечении трех дош

Ама, или скопление токсинов, непереварившейся пищи или шлаков осложняет лечение трех дош. В общем, ама обладает теми же характеристиками, что и капха. Она тяжелая, плотная, холодная и слизистая и состоит, главным образом, из выделений слизистого характера. Однако она может сочетаться с любой из дошей.

Доши, сочетающиеся с амой, называются «сама» («са» означает «с» и в сочетании с «ама» становится «сама» в санскрите). Вата может накапливаться в виде ядов в толстой кишке и распространиться в тонкую кишку, тем самым блокируя пищеварительный огонь, агни, и приводя к развитию амы. Капха также может блокировать агни и привести к возникновению амы, накапливаясь в желудке в виде слизи и проникая затем в тонкий кишечник. Питта скапливается в виде желчи в тонком кишечнике; при этом, несмотря на то, что она является горячей, она, тем не менее, может блокировать агни в силу своей жидкой консистенции и маслянистого характера; следствием также является возникновение амы. Подобные состояния называются соответственно «сама вата», «сама капха» и «сама питта».

Агни и ама по своим характеристикам противоположны. Ама — холодная, мокрая, тяжелая, мутная, с дурным запахом и нечистая. Агни — горячий, сухой, легкий, прозрачный, благоухающий и чистый. Чтобы лечить аму, необходимо усилить агни.

Психологически ама возникает за счет сдерживания негативных эмоций. Негативные эмоции подавляют ментальный агни, или ясность сознания. В результате физический агни также снижается. «Непереваренные» впечатления оказываются токсичными, подобно непереваренной пище.

Симптомами амы являются снижение вкуса и аппетита, плохое пищеварение, обложенный язык, неприятный запах изо рта, снижение физической силы, ощущение тяжести, замедленности, а также закупорка каналов и сосудов. Другими симптомами являются накопление шлаков, дурно пахнущее тело, а также дурно пахнущая моча и каловые массы, глубокий, тяжелый или притупленный пульс, снижение внимания, утрата ясности сознания, депрессивное состояние, раздражительность и подавление других дош.

Ама является первопричиной большинства простудных состояний, лихорадок и гриппов, а также хронических заболеваний, характерных для слабой иммунной системы, — они охватывают диапазон от аллергий и сенной лихорадки до астмы, артрита и раковых заболеваний.

Во всех ситуациях, где имеются подобные признаки амы, лечение в первую очередь должно быть направлено на ее устранение. Лечить две доши простым и непосредственным образом, если им сопутствует ама, невозможно. Например, проведение тонизирующей и омолаживающей терапии возможно только осле того, как из организма удалена ама.

Ама снижается травами, которые обладают горьким или острым вкусом. Горький вкус, состоящий из воздуха и эфира, помогает выделить аму, которой присуще качество тяжести, из тканей и органов, в которых она находится. Этот вкус ослабляет лихорадку, к которой приводит присутствие амы в тканях организма. Этот вкус стимулирует метаболические процессы, благодаря которым чужеродный материал подвергается распаду. Подобно сухому льду, он помогает разрушить аму.

Острый вкус, состоящий из огня и воздуха, сжигает и искореняет аму. Он обладает теми же свойствами, что и агни, и, усиливая агни, он переваривает аму. Обычно в начале используют горький вкус с тем, чтобы приостановить развитие амы, в последующем прибегают в острому, едкому вкусу для оживления метаболизма с тем, чтобы ама израсходовалась и не могла восстановиться. Горький вкус сам по себе может быть недостаточен для того, чтобы полностью разрушить аму, или должным образом восстановить агни.

Ама усиливается веществами, которые имеют сладкий, соленый или кислый вкус. Сладкий вкус, подобно аме, является холодным, тяжелым и мокрым. Соленый вкус также тяжелый и мокрый. Соленый и кислый вкусы, посредством присущих им качеств жара и влажности, могут усилить лихорадку и токсический жар крови, который обычно сопутствует аме.

Вяжущий вкус оказывает двоякий эффект на аму. Его связывающий элемент в своем действии на ткани и процессы выделения может способствовать удержанию амы в организме. В то же время он может использоваться для лечения слизистых, поврежденных инфекционными состояниями, обусловленными амой. Поэтому этот вкус следует использовать как добавление к горькому и острому вкусам.

Поскольку главной характеристикой амы является тяжесть, то ее лечат, главным образом, травами и диетой, природой которых является легкость. Часто полезно рекомендовать голодание до тех пор, пока не очистится язык и не вернется аппетит. Ама, как первичный фактор заболевания, определяет ценность и широкое использование таких видов терапии, как голод, использование диет, лишенных компонента слизи, и детоксикации, к которым прибегают при лечении многих различных заболеваний. Эти виды лечения могут оказаться полезными также в том случае, если конституция пациента не выяснена.

Поскольку свойства доши смешаны с таковыми амы, то травы, которые могут ослабить дошу, могут оказаться неэффективными в состоянии «сама». И наоборот, травы, которые в обычных условиях усугубляют ту или другую дошу, могут ослабить ее, если пациент находится в состоянии «сама». Таким образом, мы должны не только выделить дошу, но также и определить, является ли она связанной с ама или свободной от нее (состояния «сама» или «нирама», («нир» означает «без»).

Вата, которая в нормальных условиях является легкой и сухой, будучи смешанной с амой, становится тяжелой и сырой. Питта, которая имеет характеристики жара и влажности, становится холоднее и более влажной. Капха делается более тяжелой и, в нормальных условиях отличаясь замедленностью в движении, под действием амы может вообще застыть и стать неподвижной. Мутность, вязкость и плотность, которые присущи аме, изменяют характеристики дош.

Вата «сама»: симптомы — запоры, дурной запах изо рта и такой же плохой запах экскрементов, обложенный язык, боли в области живота и его вздутие (что усиливается под действием пальпации, массажа и при использовании масла), скопление газа в тонком кишечнике и боли спастического характера, плохой аппетит, ощущение тяжести, слабость, медленный пульс. Все это совпадает с облачной погодой.

Лечение: главным образом, острые, едкие травы, стимулирующие и оказывающие ветрогонное действие, параллельно с применением слабительных средств для удаления токсинов.

Вата «нирама»: симптомы — отсутствие запора, отсутствие дурного запаха, боли несильные (уменьшающиеся при пальпировании), язык не обложен, слизистая рта пересохшая, вязкий привкус во рту, тело (пациента) легкое, иссушенное, с более выраженной изможденностью, большая степень истощения тканей, чувство усталости — в меньшей степени.

Лечение: тонизирующая терапия и омоложение посредством преимущественно сладких и острых трав с тем, чтобы физически укрепить организм.

Питта «сама»: симптомы — утрата аппетита, пониженная потребность в воде, обложенный язык, налет желтого оттенка, моча, каловые массы и слизистая с желтой или зеленоватой окраской, чувство тяжести в области желудка, рвота желчью и густой массой, неприятный запах изо рта, горький или кислый привкус во рту, ощущение умеренного жжения, кожные воспаления, замедленное и неясное сознание, причем эти симптомы усиливаются при охлаждении.

Лечение: преимущественно — травы с горьким или острым вкусом, горькие тонизирующие и стимулирующие средства для того, чтобы удалить токсины.

Питта «нирама»: симптомы — избыточный аппетит и потребность в жидкости, красный или воспаленный язык без налета, моча и каловые массы без примесей, красноватые или темного оттенка, сильное ощущение жжения, горячие приливы, головокружения, восприятие адекватно.

Лечение: охлаждающая и тонизирующая терапия, преимущественно посредством трав со сладким и горьким вкусом.

Капха «сама»: симптомы — наличие мутной, липкой или густой, плохо отходящей слизи, которая обволакивает горло, покрывает язык; слюна тянется в виде нитей; кислый или соленый привкус во рту, застой крови, ощущение дискомфорта и сжатия в грудной клетке, затрудненное дыхание, слизь в каловых массах и в моче, сниженный аппетит, ощущение тяжести, тупая боль, общее недомогание, чувство усталости.

Лечение: преимущественно — травы с острым или горьким вкусом, в целях стимуляции и устранения застоя крови с тем, чтобы удалить токсины и удалить слизь и жир из организма.

Капха «нирама»: симптомы — наличие слизи водянистого, жидкого характера, иногда пенящейся, которая легко отходит; сладкий привкус во рту, нормальный аппетит, язык не обложен, слизи в экскрементах и моче не наблюдается, болевых ощущений нет.

Лечение: преимущественно — едкие и сладкие травы, отхаркивающие, с тем, чтобы устранить избыток слизи и капху.

Обычный подход в Аюрведе заключается в том, чтобы изменить состояние «сама» той или иной доши в состояние «нирама». После того, как удалось избавиться от амы, оказывается возможным действовать непо-средственно на соответствующую дошу, устраняя ее избыточное проявление и усиливая те качества, которые при данной доше находятся в дефиците.

ГИРУДОТЕРАПИЯ В АЮРВЕДЕ

Метод гирудотерапии с давних пор известен и в нашей стране. С помощью пиявок лечили головные боли, болезни сердца, печени, кожи, геморрой, гинекологические болезни, бесплодие и многие другие недуги.

Наиболее часто аюрведическое кровопускание выполняется не путем инструментального повреждения кровеносного сосуда, а с помощью гирудотерапии — постановки пиявок. Основным источником информации по этому вопросу является Сушрута Самхита, хотя, все остальные авторы также вкратце описывают этот метод. Пиявки ставятся в том случае, если пациент — пожилой человек, ребенок или женщина, истощенный и изможденный человек. Основное показание гирудотерапии — накопление в крови шлаков. Это может проявляется как гипертония, стенокардия, мигрени и другие симптомы. Чаще всего это происходит из-за нарушения баланса питта-доши в желудке, сердце, печени, селезенке, половых органах и голове.

Противопоказания к гирудотерапии — больной после хирургической операции, страдающий кровотечениями или гемофилией, а также некоторыми психическими заболеваниями. Существует несколько видов пиявок, пригодных для гирудотерапии. Сушрута выделяет двенадцать видов пиявок, из них шесть обладают неблагоприятным действием на организм человека и шесть — благоприятным. Сушрута пишет, что самые лучшие медицинские пиявки обитают на территории Туркестана, в горах и северных индийских штатах, вплоть до округа Матхура. С позиции современной (русской) школы гирудотерапии, существует только три вида медицинской пиявки, используемой для лечебных целей. Если к человеку присасывается немедицинская пиявка, у него могут возникнуть такие симптомы, как жжение в месте укуса, жар в теле, головокружение и головная боль, судороги и потеря сознания. Укус одного из видов пиявки (Индрайудха), обитающей только на территории современной Индии, смертелен. Существует целый ряд аюрведических препаратов, направленных на нейтрализацию неблагоприятных последствий укусов немедицинских пиявок. В наш бурный век профессия продавцов пиявок осталась за бортом, их уже не ловят в прудах, а выращивают на специальных биофабриках. Это в некоторой степени снижает эффективность пиявки как лекарственного средства. Живя в пруду, пиявка «пропитывается» стоячей водой, в которой растворены соки водных растений (водорослей, кувшинок, аира и др.). Эти вещества оказывают большое влияние на активность пиявки и на качество ее слюны — одного из основных факторов гирудотерапии. Если же пиявки живут в неволе, воду у них необходимо менять каждые три-четыре дня.

Пиявка, пригодная для гирудотерапии, обладает следующим набором качеств: она средних размеров, очень подвижна, не имеет на теле повреждений, если в воду попадает небольшое количество крови, начинает совершать характерные движения. Для большей активности за несколько часов до начала сеанса гирудотерапии пиявок следует посадить в слабый раствор куркумы (пряность).

Перед началом сеанса гирудотерапии необходимо правильно подготовить пациента. Он обязательно должен совершить омовение, но без мыла, а просто чистой водой. Это объясняется тем, что пиявка очень чувствительна к всевозможным запахам. Если тело человека обладает сильным запахом, пиявка может просто не присосаться. Бывали случаи, когда пиявки не присасывались к человеку, от которого пахло духами или который накануне принял некоторое количество алкоголя. В последнем случае процедуру лучше отложить. Очень важно, чтобы перед постановкой пиявок пациент почистил кишечник (это можно сделать с помощью клизмы или слабительного), а по возможности, и печень. Это сильно облегчит пиявкам работу и принесет больше пользы больному. Желательно пропить десятидневный курс кровоочищающих трав (аир, куркума, лопух и др.), рекомендуется легкая вегетарианская пища.

В зависимости от специфики нарушения баланса Тридоша у того или иного человека места аппликации пиявок могут быть разбросаны по всему телу.

При мигренях, повышенном артериальном и внутричерепном давлении, инсультах пиявки ставятся на сосцевидные отростки количеством до 15–20 штук, в зависимости от показаний.

При болезнях печени и селезенки 8–10 пиявок ставится на левое и правое подреберье, *при болезнях сердца* — на область сердца, вокруг лопаток и на грудину такое же количество пиявок.

На грудину пиявки ставятся и *при застое крови в легких*.

При геморрое пиявки ставятся на геморроидальные узлы (обязательно на растущей Луне). *При гинекологических заболеваниях, простатите, а также при гипертонической и гипотонической болезни* пиявки ставятся на крестцовую зону и на копчик (до 20 пиявок). *При тромбофлебитах* пиявки ставятся в шахматном порядке вокруг пораженных сосудов (следить, чтобы пиявка не прокусила стенку сосуда и не повредила его).

При кожных заболеваниях (псориаз, экзема, нейродермит, гиперпигментация, шрамы) пиявки ставятся на расстоянии около 7 мм от края вокруг пораженного участка.

При фурункулезе и угрях пиявки ставятся на зону печени — селезенки.

Обычно пиявка сосет кровь от часа до полутора часов и после этого самостоятельно отваливается. Если по каким-то причинам пиявок необходимо снять до того, как они отпадут сами, это можно сделать с помощью ватки, смоченной каким-нибудь эфирным маслом или духами. Ватка подносится к переднему концу пиявки и она отпадает. Другой способ — побрызгать на пиявку подсоленной водой или посыпать солью — я считаю негуманным, так как пиявка-целительница от этого может погибнуть.

Иногда после постановки пиявок ранка кровоточит в течение суток (хотя были случаи, когда кровь шла всего 2–3 часа). Категорически запрещается пользоваться для остановки кровотечения зеленкой, йодом и другими препаратами. Ранку лучше всего промывать холодной водой и смазывать медом.

«Отработанных» пиявок следует выпустить в близлежащий водоем или через 5–6 месяцев использовать для повторных сеансов гирудотерапии (но повторно ставить их можно только человеку, которому ставились именно эти пиявки).

СИЛЬНЫЙ ИММУНИТЕТ — ГАРАНТИЯ ЗДОРОВЬЯ

О том поразмыслив,
Кто ждет впереди,
Цель выбрав благую,
К ней прямо иди.

А. Фирдоуси

Узнайте силу вашего иммунитета

Иммунная система — это внутренняя линия обороны организма. От того, насколько она мощна, зависит, заболеет человек или останется здоров.

Без этого естественного защитного механизма мы были бы совершенно беспомощны. Любой болезнетворный вирус, любая бактерия могли бы беспрепятственно проникнуть в наш организм, начать свою разрушительную работу и довести ее до конца.

Экологическое неблагополучие, соблазны, которым человек не в силах противостоять (злоупотребление алкоголем, курение), нерациональное питание, чрезмерное увлечение солнечными ваннами, стрессы, безосновательный, бесконтрольный прием некоторых медикаментов, например, антибиотиков, наносят нашему иммунитету сокрушительные удары один за другим.

Многие неблагоприятные факторы мы можем устранить самостоятельно, стоит только захотеть! Но если иммунная система уже ослаблена, как усилить естественную защиту?

Иммунитет укрепляют:

- Витамины и минералы, поступающие в организм в достаточном количестве;
- Разумный режим, полноценный сон;
- Лечение препаратами и травами, укрепляющими иммунную систему.

Тест для иммунной системы

Состояние здоровья:

А. Редко болею;

Б. Болею 2–3 раза в год, изредка появляется герпес (лихорадка на губах), подвержен инфекциям;

В. Болею простудными заболеваниями более 4 раз в год, сильно страдаю от герпеса, при каждой эпидемии подхватываю грипп.

Питание:

А. Люблю здоровую пищу, ем много овощей, фруктов , изделий из ржаной муки;

Б. Обычно плотно ем 1 раз в день, на большее у меня нет времени;

В. Не слежу за своим питанием, часто ем жирную и сладкую пищу, переедаю.

Соблазны:

А. Не курю и редко употребляю алкоголь;

Б. Выпиваю каждый вечер пару стаканов пива или вина;

В. Обычно выпиваю в день 2 бутылки пива или полбутылки вина. Выкуриваю более 5 сигарет в день.

Настроение:

А. Всегда в форме, в хорошем и ровном настроении;

Б. Частенько испытываю плохое настроение, у меня бывают перепады настроения;

В. Безрадостность, раздражение, подавленность, удрученность бессонницей — мое обычное состояние.

Движение:

А. Регулярно занимаюсь спортом, делаю зарядку, много и охотно двигаюсь;

Б. Желание заняться спортом появляется нечасто;

В. Моя работа не связана с движением. Спортом не занимаюсь.

Напряжение:

А. Не испытываю нервного напряжения, просто не допускаю этого;

Б. Время от времени испытываю состояние стресса;

В. Из-за своей добросовестности постоянно перерабатываю, всегда в спешке, нахожусь под давлением обстоятельств.

Отметьте, какое из приведенных высказываний характеризирует вас. Сосчитайте указанные буквы, проведите несложные арифметические действия:

А х 3 = ...
Б х 2 = ...
В х 1 = ...

результат = ...

Что он означает:

14–18 баллов. Прекрасный результат! Пока у вас нет оснований беспокоиться о своем иммунитете. Он твердо стоит на защите вашего здоровья.

11–13 баллов. Задумайтесь о своем образе жизни. Если вы сделаете его более здоровыми, это пойдет на пользу вашей иммунной системе.

6–10 баллов. Внимание! Ваш иммунитет ослаблен. Ему требуется серьезная поддержка. Не откладывайте визит к врачу.

Массаж для поддержания иммунной системы

Если ваша иммунная система стала давать сбои, попробуйте ее укрепить с помощью массажа биологически активных точек. Их стимуляция дает удивительные результаты: заметно ускоряется созревание Т-лимфоцитов (защитных клеток), противовоспалительный эффект оказывается в 10 раз выше, чем при приеме препаратов.

Массаж проводите ежедневно после утренней гимнастики и душа. Каждой точке уделяйте не менее минуты, быстро и глубоко надавливая на нее подушечкой указательного (среднего или большого пальца, как вам удобнее) с вращением и легкой прерывистой вибрацией. Парные точки массируйте одновременно. Учтите, все точки поначалу слегка болезненны.

Чтобы найти точки, отмеряйте расстояние, носящее название «цунь». Величина его у каждого человека своя и равна поперечнику середины большого пальца руки (см. рис. 11).

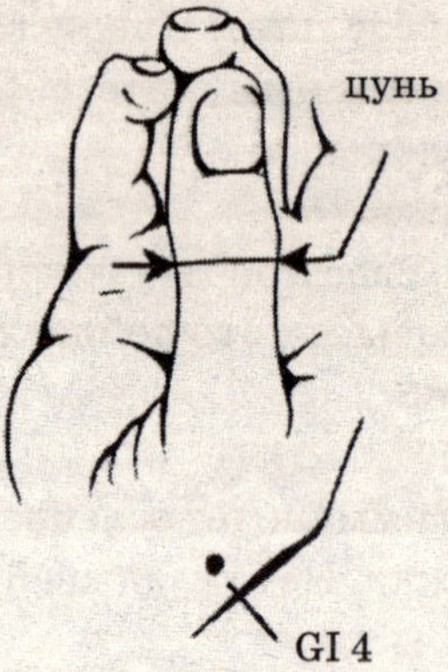

Рис. 11

1. Точка долголетия — китайское образное название (Е 36 – название по международной классификации). Парная. Сядьте на стул, вытяните ноги, Отмерьте 3 цуня ниже коленной чашечки и 1 цунь в наружную сторону (рис. 12).

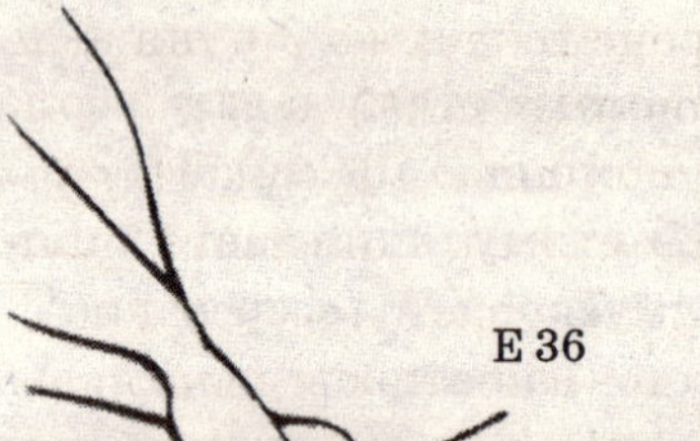

Рис. 12

2. Точка профилактики 100 болезней (V 43). Парная. Сядьте, слегка наклонившись вперед, нагните голову. На сгибе шеи окажется 7-й шейный позвонок. Отсчитайте вниз еще 4 позвонка, мысленно проведите между 4-м и следующим позвонком горизонтальную линию. Отложите на ней в обе стороны по 3 цуня. Массировать эти точки вам поможет партнер.

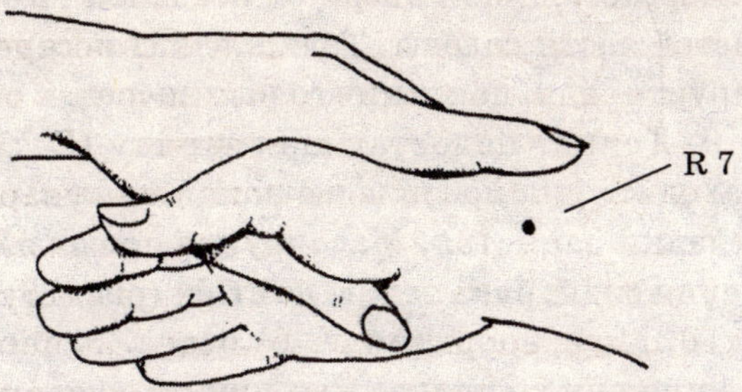

Рис. 13

3. Точка встречи трех ИНЬ (RP 6). Парная. Находится на внутренней стороне голени на 3 цуня выше выступающей сбоку косточки (рис. 12).

4. Точка у висячего колокола (VB 39). Парная. Расположена на наружной стороне голени на 3 цуня выше косточки (рис. 12).

5. Точка у большого города (RP 2). Парная. Лежит на границе тыльной и подошвенной поверхности стопы между 1-й плюсневой костью и основной фалангой большого пальца (рис. 12).

6. Точка в долине, закрытой со всех сторон (GI4). Парная. Находится на тыльной стороне кисти между 1-й и 2-й пястными костями, ближе ко 2-й (рис. 11). Массируйте в положении сидя поочередно на правой и левой руке, лежащей на столе.

20-минутный массаж этой точки постепенно в течение последующих 24 часов повышает уровень интерферона в организме в 10 раз.

7. Точка у большого бокала (R 6). Парная. Расположена под косточкой на внутренней стороне голени (рис. 12).

8. Точка стократного сборщика (VG 20). Одна. Отмерьте 5 цуней вверх от передней границы волосистой части головы. Точка лежит посередине. Массируйте сидя, наклонив голову вперед.

9. Точка, недостающая в ряду (R 7). Парная. Находится на предплечье на 1,5 цуня выше средней складки запястья. Массируйте поочередно в положении сидя, рука лежит на столе (рис. 13).

10. Море энергии (VC 6). Одна. Расположена на 1,5 цуня ниже пупка. Массируйте в положении лежа на спине, расслабившись.

11. Точка у каменных ворот (VC 5). Одна. Найдете ее на 2 цуня ниже пупка. Массируйте в том же положении, что и точку VC 6.

Как за два дня восстановить силы?

Аюрведа рекомендует начать оздоровительные процедуры в **пятницу** вечером:

- Помассируйте все тело с маслом (например, оливковым) и примите 20-минутную теплую ванну с настоем из успокаивающих трав (герань, резеда, цикламен, апельсин, лимон).
- Послушайте спокойную музыку, почитайте книгу, полистайте журналы.
- Ужин должен быть не позже 19 часов.

В субботу:

- Утром выпейте теплого молока, помассируйте тело с маслом и примите душ.
- После легкого завтрака можно отправиться на прогулку.
- Обед должен быть не позже 13 часов. После обеда отдохните.

• Вторую половину дня посвятите приятным делам.

• После ужина можно заняться косметическими процедурами, почитать.

В воскресенье:

• После массажа и душа можно позволить себе более калорийный завтрак.

• Обед и ужин должны быть легкими, желательно вегетарианскими.

Вторую половину дня посвятите приятным занятиям (в том числе оздоровительным процедурам): гимнастика, бег, медитация, чтение, музыка.

ДЕЙСТВИЕ АЮРВЕДИЧЕСКИХ ЛЕКАРСТВ

Удивительно устроен человек — он огорчается, когда теряет богатство, и равнодушен к тому, что безвозвратно уходят дни его жизни.

Абуль-Фарадж

С точки зрения Аюрведы, действие лекарства определяется его вкусом, качествами, динамическими свойствами или принципом действия, пищеварительными и метаболическими изменениями, и особым эффектом (прабхавой).

Этот литературный перевод понятий очень неполон, и поэтому необходимо быть знакомым с технической терминологией Аюрведы, чтобы понимать способ действия этих лекарств. (Чарака Самхита Сутра Стхана, 26)

РАСА — УЧЕНИЕ О ВКУСАХ

Понятие «раса» относится к прямому и немедленному воздействию лекарства, когда оно соприкасается с органом вкуса. Лекарство может иметь больше, чем один вкус, из них тот, который доминирует над всеми, называется главной «расой» лекарства.

Существует шесть вкусов, а именно: сладкий, кислый, соленый, горький, острый и вяжущий.

Присутствие различных «рас» в различных веществах связывается с их различной композицией. Лекарства или диеты, имеющие эти «расы», имеют определенное отношение к увеличению или понижению дош в теле.

Так что врачу рекомендуется выбирать лекарства определенного вкуса, памятуя о доминирующих дошах пациента.

Свойства лекарств со сладким вкусом

Сладкий вкус создает приятное ощущение. Человек чувствует себя счастливым, и его голод утоляется. Так как сладость легко усваивается организмом, все ткани хорошо питаются. Сладость поддерживает долголетие, дает силы телу и улучшает цвет кожи. Она помогает росту волос, улучшает голос и приносит быстрое заживление ран даже очень слабым и истощенным пациентам. Сладость понижает вату и питту и повышает капху в теле.

Свойства лекарств с кислым вкусом

Кислый вкус увеличивает аппетит и силу пищеварения, поддерживает вес тела и дает телу силу. Он поддерживает функцию ума и других чувств. Он вызывает слюноотделение и исправляет функцию ваты.

Свойства лекарств с соленым вкусом

Терапевтическое использование соленого вкуса помогает пищеварению, увеличивает аппетит, вызывает слюноотделение. Он облегчает вату и запоры. С другой стороны, его избыточное употребление вызывает уменьшение силы питты и крови, что ведет к гиперокислению. Это влечет за собой жажду, потерю сознания и повышает температуру.

Свойства лекарств с острым вкусом

Терапевтическое использование острого вкуса поддерживает пищеварение и процесс усвоения в теле. Он вызывает выделения из носа и глаз, поддерживает функции чувств. Он дает облегчение при зуде, язве, повышенной капха-доше.

Свойства лекарств с горьким вкусом

Вещества, имеющие горький вкус, удаляют отвращение к еде. Несмотря на это, человек с неохотой принимает их. Они убивают глистов, стимулируют аппетит и помогают пищеварению.

Свойства лекарств с вяжущим вкусом

Терапевтическое использование лекарств, обладающих вяжущим вкусом, имеет связывающий эффект в организме и помогает в лечении язв.

СРЕДСТВО ДЛЯ ОБЛЕГЧЕНИЯ СТРАДАНИЙ

Основная философская идея Аюрведы заключается в том, что ум оказывает глубочайшее воздействие на тело. Чтобы успокоить ум, укрепить и сохранить его равновесие, Аюрведа предлагает различные средства: это йога, ароматерапия (лечение маслами), лечение травами, диета и косметика. Аскеты обнаружили, что некоторые растения и их экстракты оказывают удивительное действие на ум и тело, а особые их сочетания помогают задерживать предательские симптомы старения.

Цель Аюрведы — омоложение, восстановление здоровья. Это не погоня за утраченной молодостью, а сохранение состояния «расцвета сил» в человеке независимо от возраста.

Главная цель Аюрведы — сохранить здоровье здорового человека с помощью профилактических и укрепляющих средств. Хорошее здоровье — это полное физическое благополучие в сочетании с неизменно хорошим самочувствием.

Согласно Аюрведе, человеческое тело — это миниатюрная модель Вселенной. Человеческое тело состоит из пяти первичных элементов: *пространство*, *воздух*, *огонь*, *вода* и *земля*. Они управляют всеми физическими и психическими процессами в теле. Напомним, что сочетания различных пар пяти элементов образуют 3 доши (три составляющих тело начала), гармония которых поддерживает здоровье тела, а нарушение ее ведет к болезни.

Вата (ветер) состоит из пространства и воздуха.
Питта (желчь) состоит из огня и воды.
Капха (слизь) состоит из земли и воды.

Каждый индивидуум — это уникальное сочетание пяти первичных элементов или трех дош. Такие же самобытные смеси элементов — все растения и минералы. Принцип полноценного здоровья — это древний принцип Аюрведы, где растения и минералы черпались из естественной природной среды, чтобы обеспечить гармонию человеческому телу и сохранить хорошее здоровье.

Аюрведа систематизирует растения в соответствии с теми дхату, или тканями, на которые эти травы воздействуют. Аюрведа также содержит сведения о тех травах и веществах (минералах и металлах), которые воздействуют на более тонко организованные ткани, включая нервную и репродуктивную.

Сперма, или репродуктивная ткань, является основой всех тканей организма и содержит в себе не только способности к репродукции, но и способность к омоложению. Главным элементом спермы, являющейся «сливками» организма, является оджас, что означает «то, что придает силу». Таким образом, оджас является главным элементом организма, веществом, входящим во все гормональные выделения организма. Оджас поддерживает аутоиммунную систему.

Растение, подобно человеку, да и всей Вселенной, состоит из семи дхату, или семи уровней. Сок растения является его плазмой. Смола растения — его кровь. Его древесина — это мышцы. Камедь — это аналог жира. Кора растения — это его кости. Листья — это костный мозг и нервная ткань. Цветы и плоды — это репродуктивная ткань. Цветущее дерево демонстрирует эти ткани в их наиболее развернутом состоянии. По отношению к растительному царству дерево представляет собой аналог человеческого существа в царстве животном.

Дхату растения воздействует на соответствующие дхату организма человека. Его сок воздействует на нашу плазму, его смола — на нашу кровь, его древесина — на наши мышцы; камедь — на наши жировые отложения, кора — на наши кости, а листья — на наш костный мозг и нервы. Тогда как цветы/плоды — на наши репродуктивные органы. В результате семена растений оказывают лечебный эффект на врожденные заболевания и дисфункции в силу того сродства, которое им присуще в отношении спермы и конгенитальных корней человека.

Растения, подобно человеку, также обладают своей оджас-энергией и любовью, содержащимися в их системе. И они могут передавать оджас, если их используют с любовью. Лекарства, которые готовятся с любовью, даже если они не оказываются «терапевтически адекватными», могут оказывать поистине феноменальное действие. Именно любовь является подлинно исцеляющей силой. Травы и другие средства являются лишь носителями.

Имеются специальные травы, такие как ашваганда, которые содержат высокие концентрации оджаса; имеются также специальные методы, позволяющие приготовлять травы таким образом, чтобы оджас передавался непосредственно. Мантра и медитация являются частью соответствующего процесса.

Свойства аюрведических фармацевтических веществ

В индийской медицине слово «гуна» употреблялось в смысле физико-химических и фармакологических свойств лекарств и диет. Свойства веществ зависят от их воздействия на организм. В индийской системе медицины было описано 41 свойство веществ, и 20 из них являются наиболее важными в терапии с помощью трав.

У аюрведических фармацевтических веществ бывают следующие свойства: тяжелый, легкий, медленный, быстрый и резкий, холодный, горячий, маслянистый, сухой, гладкий, грубый, крепкий, жидкий, мягкий, сильный, неизменный, подвижный, микро-, макро-, чистый, смутный.

Эти свойства лекарств не должны пониматься в буквальном физическом значении слов как просто тяжелый, легкий, холодный или горячий. В Аюрведе, если лекарство описывается, как имеющее свойство (например, тяжелый), это означает, что это вещество увеличивает силу тела, предоставляя больше питания.

Оно также увеличивает количество выделений. Такие вещества требуют больше времени для переваривания, поддерживая капха и удаляя избыток ваты. Слово легкий используется, чтобы описать противоположный эффект. Таким же образом, не просто говорится о том, что то или иное лекарство горячее и холодное, а нечто большее. Эти слова помимо их физических свойств, описывают их влияние на тело.

Пищеварительные и метаболические изменения (випака)

Это действие лекарства после того, как оно переварилось и подверглось трансформациям при усвоении. Випака может быть использована, чтобы побороть действие вкуса, но сама может быть преодолена потенцией. Випака обычно бывает трех видов, а именно острой, кислой и сладкой.

Динамическое свойство (вирья)

Это мощное действие лекарства, которое не рассматривается только по его свойствам, вкусу или випаке. Это ультрахимическое действие, или действующий принцип лекарства, и способно производить желаемые результаты, преодолевая своим действием вкус и випаку. Обычно вирья бывает двух типов: согревающая и охлаждающая.

Особое воздействие (прабхава)

Это особое воздействие лекарства. Когда два лекарства похожи в отношении их рас, вирьей и випак, но все же различаются по своему терапевтическому действию, говорится, что такое различие проявляется за счет прабхавы.

Классификация и фармакодинамика аюрведических лекарств

С точки зрения Аюрведы, каждое вещество является сложным по своему составу. Эти вещества имеют некоторые физико-химические свойства, определяющие их воздействие. Эти вещества были разделены на две широкие части, соответственно их использованию, а именно: 1) лекарства и 2) пища. Есть также вещества, как, например, мед, которые одновременно включены в обе. Ядовитые вещества также включаются в лекарства. На самом деле, невозможно провести четкую границу между лекарствами и ядами. Большинство лекарств в избытке вызывают токсические проявления, в то время, как многие яды являются полезными лекарствами в малых дозах.

Лекарства, соответственно их источнику, были классифицированы как растительные, минеральные и животные вещества.

Также лекарства классифицируются в соответствии с их фармакологическим действиям, таким как рвотные, слабительные, мочегонные и т. д.

ЭЛИКСИР МОЛОДОСТИ

Если у тебя есть воображение вот с это кунжутное семечко... Для тебя нет ничего невозможного.

Р. Бах «Иллюзия»

ЧАВАНПРАШ

Это один из наиболее известных древних целебных препаратов, благотворное действие которого подтверждено многотысячелетней историей. Он упоминается во многих ведических медицинских канонах.

В легенде так передаются события, относящиеся к истории происхождения чаванпраша: мудрец Чаван, живший двенадцать тысячелетий назад, почувствовав приближение старости и болезней, обратился за помощью к Ашвини Кумарам — братьям-близнецам, практикующим Аюрведу на высших материальных планетах. Удостоверившись в его праведности и добродетели, Ашвини Кумары даровали старцу рецепт «Эликсира молодости». Мудрец направился в предгорье Гималаев и собрал 49 указанных в рецепте трав и минералов. Затем в течение трех дней он готовил чудодейственный эликсир, который и принимал каждый год по 108 дней. Говорят, что Чаван прожил после этого еще тысячу лет и покинул этот мир без признаков старости и болезней. С тех пор это средство носит имя мудреца Чавана.

Современные исследования выявляют такие качества «Эликсира молодости», которые поражают ученых и врачей и подтверждают его удивительные возможности в области профилактики и лечения самых распространенных заболеваний нашего века.

Чаванпраш, благодаря уникальному многокомпонентному составу лекарственных трав и минералов, оказывает поливалентное действие на организм человека.

Согласно теории вкусов Аюрведы, существует шесть вкусов: сладкий, кислый, острый, соленый, горький и терпкий. Любое растение, минерал или продукт питания имеет определенное сочетание одного, двух, трех или более вкусов. Каждый вкус обладает резонансным действием на центральную нервную систему — информационные каналы эфирного тела. Это действие может быть тонизирующим или успокаивающим для нервов, через которые связаны все органы и ткани. Каждый такой канал — меридиан — имеет свои частотные характеристики.

Чаванпраш обладает пятью первичными вкусами (кроме соленого). Более того, их соотношение настолько тонко подобрано, что они оказывают гармонизирующее воздействие на все эфирное тело, настраивая каждый информационный и энергетический канал на свой изначальный резонанс, то есть чаванпраш действует подобно камертону. Однако для достижения данного эффекта необходимо некоторое время держать препарат во рту. На это указывает термин «авалеха» на упаковке эликсира. Авалеха означает особую категорию аюрведических лекарств и пищевых добавок, которые следует лизать или сосать перед проглатыванием, то есть держать во рту 2–3 минуты.

Чаванпраш биологически активно действует на апудные клетки тонкого кишечника. Эти клетки вырабатывают нейропептиды, которые оказывают стимулирующее или тормозящее действие на различные гормоны. Таким образом, активизация апудоцитов может устранять функциональные нарушения в работе эндокринных желез. Обычно кишечник современного человека содержит огромное количество продуктов неполного метаболизма, которые, покрывая его слизистую оболочку, не только нарушают пристеночное пищеварение, но и полностью блокируют апудные клетки. Чаванпраш, подобно ледоколу, прокладывает себе дорогу через плотные пласты амы (шлаков), открывая себе дорогу у щеточной каемки толстого кишечника. Такой эффект достигается благодаря природным энтеросорбентам и послабляющим субстанциям чаванпраша.

Чаванпраш вызывает раздражающее действие «балластных» веществ на рецепторы слизистой толстого кишечника, связанные через центры спинного мозга с важнейшими органами тела. Он содержит вещества, которые не перевариваются в желудочно-кишечном тракте. Попадая в толстый кишечник, они оказывают регулирующий эффект на вата-дошу (интегральный принцип нервной системы).

Лекарственные растения и минералы, входящие в состав чаванпраша, специфически действуют на различные органы и ткани. Этот эффект обусловлен точным подбором ингредиентов эликсира. В процессе переваривания в тонком кишечнике экстракты растений распадаются на более простые химические компоненты и проникают через систему воротной вены в печень. Все чужеродные для организма вещества задерживаются слизистой тонкого кишечника или нейтрализуются в печени. Именно так и происходит с большинством фармакологических препаратов. Поэтому для достижения необходимого лечебного действия современная медицина вынуждена увеличивать дозировку, что неизбежно приводит к многочисленным побочным эффектам. Для того, чтобы избежать подобных последствий, аюрведические каноны рекомендуют вводить в фиторецептуры особые растения, так называемые «ключи», которые могут образовывать липосомы. Липосомы, похожие по своему составу на гормоны человека, захватывают другие вещества и, покрывая их тонкой пленкой, легко всасываются в тонком кишечнике, проходят защитный барьер печени и проникают в ткани. Таким «растением-ключом» для чаванпраша является корень солодки, богатый глицирризинами, напоминающими по своей химической природе кортикостероиды. Чаванпраш, состоящий из 49 растительных и минеральных компонентов оказывает системное действие на весь организм. Описывается комплексное воздействие этих трав, чтобы читатель мог получить полное представление о целебных свойствах этого чудесного омолаживающего средства.

* * *

Амла является «растением-царем» эликсира, то есть его действие наиболее важно в данной фиторецептуре. Это самый богатый природный источник витамина С, содержание которого в 1,5 раза больше, чем в плодах шиповника. Мякоть свежих плодов этого тропического растения составляет в чаванпраше наибольший процент по отношению к другим компонентам. Амла содержит различные формы аскорбиновой кислоты в соединении с таниновым комплексом и галлиевой кислотой. Это повышает устойчивость витамина С, который сохраняется в эликсире до 2 лет. Благодаря аскорбинатам, каротиноидам и биофлавоноидам амла обладает антиоксидантными свойствами, то есть нейтрализует агрессивное действие свободных радикалов, образующихся в результате окислительных процессов в организме, из-за которых (радикалов) и происходит старение организма.

Известны три типа радикалов:

- супероксид-радикал;
- перекись водорода;
- гидроксильный радикал.

Если первые два нейтрализуются ферментами супероксид-дисмутазой, каталазой и пероксидазой, то от гидроксильного радикала организм не выработал специфической защиты, поскольку его появление связывают с высокочастотными излучениями телевизоров, компьютеров, радиотелефонов и другой бытовой техники и электроники, появившейся относительно недавно. Свободные радикалы могут повреждать эндотелий артерий, ускорять старение суставных хрящей и межпозвоночных дисков, нарушать коллоидное равновесие желчи и ослаблять иммунную систему. Поэтому регулярный прием антиоксидантов очень актуален в наши дни. Кроме того, амла обладает иммуномодулирующим эффектом. Обычная активизация иммунитета не всегда благоприятна, так как существует группа болезней, связанных с аутоиммунной агрессией: бронхиальная астма, инсулинзависимый сахарный диабет, гломерулонефрит, псориаз и другие. Амла приводит иммунную систему в равновесие. И, наконец, это растение стимулирует синтез гемоглобина, что подтверждено последними научными исследованиями.

Харитаки

Буквальный перевод названия этого растения звучит так: «растение, крадущее болезни». В аюрведической и тибетской медицине его называют «царем всех лекарств». Где бы в организме ни возникал патологический очаг, это растение подавляет его и активизирует наши защитные силы. Харитаки, благодаря богатому содержанию хебулиевой кислоты, улучшает работу мозга, укрепляет память и повышает способность к обучению, а также содействует адаптации организма к неблагоприятным геофизическим, метеорологическим и техногенным воздействиям. В этом растении содержатся наиболее сильные природные антиоксиданты, относящиеся к группе антоцианидов. Сосудоукрепляющее и кровоостанавливающее действие харитаки связано с присутствием катехинов. В минимальной дозе (именно такой процент растения содержится в чаванпраше) оказывает послабляющее действие на кишечник, очищает печень и кровь, препятствует образованию катаракты. В чаванпраше харитаки считается «царицей» — растением, усиливающим действие «царя», то есть амлы. Вместе они приводят организм к желанному равновесию, уравновешивая все первоэлементы тела.

Все остальные растения и минералы (а всего их, напомню, в чаванпраше 49!) считаются «воинами царя».

6 Зак. № 621

Дашамул — это общее название 10 корней: билвы, агнимантхи, шионаки, касмарьи, паталы, шалипарни, пришнипарни, врихати, кантакари и гокшуры. Эти растения, благодаря богатому содержанию ситостеринов и гликозидов, нормализируют работу нейроэндокринной системы, регулируя функцию важнейших гормональных органов: щитовидной, поджелудочной и вилочковой желез, надпочечников, половых оганов. Кроме того, каждое из перечисленных растений обладает и своими индивидуальными свойствами.

Билва

Благодаря содержанию специфического гликозида мармелозина, обладает антиаритмическим и тонизирующим эффектом. Большое содержание азуленов в растении обусловливает его противовоспалительное и жаропонижающее действие.

Агнимантхи

Стимулирует работу желудка и поджелудочной железы. Специфический алкалоид резин оказывает тонизирующее действие. Присутствие салицилатов в этом растении позволяет применять его при лечении ревматизма и полиартритов. Кроме того, в нем найдены вещества, приостанавливающие размножение гонококков.

Шионаки

Богато гликозидом ороксилоном, оказывающим болеутоляющее, потогонное и противовоспалительное действие. Растение используется для лечения гастроэнтероколитов, артрозов, ревматизма и простудных заболеваний.

Касмарья

Оказывает послабляющее, мочегонное, лактогонное действие. Используется для лечения гонореи и хронического цистита. Устраняет интоксикацию при укусах змей и скорпионов.

Патала

Устраняет несварение, уменьшает отеки и кашель.

Шалипарни

Обладает выраженным жаропонижающим и потогонным действием. Растение также богато алкалоидом резином, поэтому вызывает тонизирующий эффект.

Пришнипарна

Благодаря высокому содержанию терпеноидов и танинов, устраняет кровотечения и укрепляет эндотелий сосудов. Также отмечены отхаркивающий и жаропонижающий эффекты.

Врихати

Оказывает муколитическое отхаркивающее противоаллергическое действие. Особенно эффективно для лечения бронхиальной астмы. Устраняет явления метеоризма и кишечные колики. Выявлен также противоопухолевый эффект. Содержит алкалоид соланидин, мукополисахариды и пектины.

Кантакари

Стимулирует синтез кортикостероидов и половых гормонов благодаря богатому содержанию карпестерола. Глюкоалкалоиды солакарпин и солакарпидин устраняют застойный кашель, вазомоторный ринит, крапивницу. У этого растения выявлен также умеренный послабляющий и мочегонный эффект.

Гокшура

Является самым известным растением из группы корней дашамула. Очень богато солями кремниевой кислоты, наличие которых препятствует образованию камней в почках. В гокшуре найдены вещества, оказывающие избирательное противовоспалительное и бактериостатическое действие на мочеполовую сферу. Нормализует синтез семени и его вязкость. Усиливает потенцию. Препятствует развитию хронического простатита и аденомы предстательной железы.

Ашваганда

Содержит фитостеролы, являющиеся аналогом полового гормона — тестостерона, поэтому используется для коррекции различных сексуальных расстройств как у мужчин, так и у женщин (в женском организме тестостерон под воздействием фермента переходит в эстрогены). Кроме того, благодаря алкалоиду сомниферину, это растение является прекрасным тоником, адаптогеном и антистрессовым средством. С возрастом, в силу нарушения обмена веществ и старения эндокринной, сердечно-сосудистой и дыхательной систем, нарушается нормальный процесс окисления глюкозы. Сомниферин переводит окисление глюкозы на аэробный путь, даже в тканях, испытывающих гипоксию. В результате, из одной молекулы глюкозы образуются 38 молекул АТФ (основного энергетического субстрата клеток). Кроме того, сомниферин устраняет избытки молочной и пировиноградной кислот, синтезируя из них гликоген в печени и мышцах, а также усиливает распад жиров, используя их в качестве дополнительного источника энергии. Таким образом, ашваганда устраняет хроническую усталость и тканевой ацидоз.

У сомниферина выявлен еще один важный эффект — способность сохранять депо серотина и дофамина в гипоталамусе и других подкорковых центрах. Это препятствует чрезмерному возбуждению и истощению нервной системы. Ашваганда предотвращает преждевременное наступление климакса и такой неприятной патологии, как паркинсонизм.

Шатавати

Содержит множество стероидных сапонинов, оказывающих гормоноподобное действие. Омолаживает женскую половую систему. Усиливает выработку грудного молока, нормализует месячный цикл, повышает способность клеток к оплодотворению. Усиливает переход эстрадиола в эстрол, тем самым предотвращая возникновение фибромиом и мастопатий. Препятствует накоплению дегидротестостерона, который у пожилых мужчин вызывает разрастание предстательной железы. В шатавати найден алкалоид аспарагин, усиливающий сердечный выброс и уменьшающий частоту сердцебиений и артериальное давление. Кроме того, растение богато биофлавоноидами, которые предотвращают повреждение клеточных мембран.

Бхумиамла

Благодаря высокому содержанию филлантина и гипофиллантина, обладает выраженным желчегонным и гепатопротекторным эффектом. Усиливает захват клетками печени холестерина и глюкозы.

Поэтому используется не только для лечения различных патологий печени, но и для предотвращения атеросклероза и сахарного диабета II типа (инсулиннезависимого). Также бхумиамла применяется при комплексном лечении системных кожных заболеваний: псориаза, нейродермита и экземы. Выявлены у этого растения и противопаразитарные свойства.

Бамбук

Используется, в основном, внутренняя, молочная часть коры бамбука, называемая табаширом («бамбуковая манна»), поскольку она является одним из самых богатых природных источников кремниевой кислоты. Благодаря этому, табашир предотвращает образование камней в желчном пузыре и почках. Кроме того, бамбук содержит большое количество мукополисахаридов и протеолитических ферментов. Поэтому в Аюрведе он используется также как бронхолитическое и отхаркивающее средство. Табашир устраняет воспалительные процессы в дыхательной системе, укрепляет и омолаживает легочную систему.

Пиппали

Является хорошим стимулятором пищеварительных желез, устраняет несварение, метеоризм, запоры, плохой аппетит, удаляет избыток слизи из организма. Благодаря сочетанию алкалоида пиперина с лекарственными смолами и полисахаридами, пиппали в минимальных дозах нормализует функцию желудка (даже при повышенной кислотности, несмотря на его острый вкус), устраняет застои в печени и дыхательной системе.

Бала

Содержит в минимальном количестве алкалоид ротундифолин, очень близкий по своему химическому строению к эфедрину. Он повышает тонус центральной нервной системы, возбуждает сосудистый и дыхательный центры продолговатого мозга, усиливает сердечный выброс, снимает бронхоспазм. В состав балы входят также фитостеролы, усиливающие процессы анаболизма, особенно мышечной и костной ткани. Кроме того, из растения выделены природные антибиотики, подавляющие размножение гонококков и дизентерийных палочек (шигелл).

Шафран

Крайне богат крокетинами, являющимися высокоактивными гликозидами. Они стимулируют регенерацию клеток печени, усиливают синтез клеток крови, нормализуют метаболизм эстрогенов, предотвращая развитие эндометриоза, фибромиом и эрозий шейки матки.

Гудучи

Обладает способностью очищать кровь от амы (продуктов неполного метаболизма), иммунных комплексов, токсинов, выделяемых патогенной микрофлорой.

Такое действие связывают с присутствием в растении берберина и тиноспорина. Отмечен также мочегонный и потогонный эффект.

Каркаташринги

Благодаря высокому содержанию эфирных масел и лечебных смол, оказывает отхаркивающее, бронхолитическое и антиинфекционное действие.

Мудгапарни

Дает умеренный желчегонный, седативный и жаропонижающий эффект.

Машапарни

Кумарины, содержащиеся в этом бобовом растении, оказывают антитромбоцитарное, жаропонижающее и противовоспалительное действие. В Аюрведе оно используется для профилактики инсультов, при лечении ревматизма и патологии периферических нервов.

Дживанти

Содержит большое количество пектинов и других полисахаридов, обладающих энтеросорбционным эффектом.

Куштха

Крайне богата эфирными маслами и алкалоидом сауссурином, которые вызывают расслабление гладкой мускулатуры бронхов, мочевого и желчного пузыря, матки и кишечника; оказывают подавляющее действие на стафилококки и стрептококки. Отмечен также тонизирующий эффект, связанный с присутствием резина.

Катчхур

Обладает тонизирующим и жаропонижающим эффектом. Кроме того, в растении найдены вещества, предотвращающие возникновение оспы.

Муста

Оказывает токсическое действие на многих паразитов, тонизирует нервную систему, стимулирует органы пищеварения, укрепляет желудок и обладает мочегонным эффектом.

Пунарнава

Благодаря большому содержанию солей калия и алкалоида пунарнавина, обладает выраженным мочегонном эффектом, усиливает синтез гемоглобина и устраняет застой в печени. Катехины укрепляют эндотелий сосудов.

Нил

Обладает кровоостанавливающим, седативным и умеренным мочегонным действиями. В растении найден активный гликозид — индикан. Предотвращает обострение язвенной болезни и усиливает регенерацию тканей.

Синхапарни

Подавляет размножение и рост стафилококков, стрептококков, дифтерийной и туберкулёзной палочки, протозойной и прочих инфекций. Такие антибактериальные свойства растения связаны с алкалоидом васцином и албатодоновой кислотой. Отмечено также противовоспалительное и обезболивающее действия.

Какатунди

Содержащиеся в этом растении винцетоксин и гликозид асклепиадин подавляют рост шигелл и гонококков, стимулируют работу вегетативных органов.

Солодка

Занимает в «золотом ряду» растений одно из первых мест, поскольку оказывает воздействие на все органы и системы. Она обладает, благодаря гликозиду карбеноксолону, противоязвенным эффектом; благодаря высокому содержанию сапонинов — смягчающим и отхаркивающим действием. Наличие гликозида ликвирицина обусловливает слабительное, желчегонное и спазмолитическое действие. Бета-ситостерины предотвращают развитие аденомы предстательной железы и усиливают мочеотделение. Высокое содержание глицирама вызывает иммуномодулирующий, противовоспалительный и адаптогенный эффекты. Как уже было сказано выше, Аюрведа применяет корень солодки как «растение-ключ» во многих фиторецептурах.

Варахиканд

Богат природными антисептиками. Применяется как естественный консервант и предотвращает размножение различных кишечных инфекций.

Врашавалли

Усиливает выработку грудного молока, нормализует месячный цикл, предотвращает сперматорею, обладает желчегонным и мочегонным эффектом. Один из аюрведических адаптогенов. Свойства растения связаны с фитостеролами и алкалоидом резином.

Акаракарава

Благодаря алкалоиду пеллиторину стимулирует капиллярное кровообращение, причем действует на тот участок ткани, который испытывает кислородное голодание; усиливает действие норадреналина, повышая тонус организма. Выявлен также противовоспалительный эффект.

Нагкешар

Стимулирует работу сердечно-сосудистой системы, очищает кровь, обладает противовоспалительным и мочегонным эффектом. Активными началами являются эфирные масла и биофлавоноиды. Благоприятно влияет на желудок.

Далчини (корица)

Ее лечебные свойства обусловлены моно- и сесквитерпенами — фелландреном, пиненом, линалолом и кариофилленом, также алкалоидом резином и циннамиловой кислотой. Это растение обладает потогонным, ветрогонным, отхаркивающим действиями. Корица улучшает циркуляцию крови, уменьшает мышечное напряжение и укрепляет почки.

Теджпатра

Является другим видом корицы, схожей по свойствам с далчини. Однако у нее более выражены мочегонный и лактогонный эффекты.

Лаванга

Благодаря эфирным маслам повышает усвояемость пищи.

Кардамон

Активизирует поджелудочную железу, удаляет избыток слизи из желудка, нормализует перистальтику кишечника, уменьшает тошноту. Активными началами являются цинеол, терпинол, лимонин и сабинин.

Чанданшрах (или сандал)

Очищает кровь, уменьшает лихорадку, успокаивает нервную систему и сосудистый центр продолговатого мозга. Большое количество эфирных масел и альдегида санталола позволяет применять сандал для лечения воспалительных заболеваний мочеполовой системы, острых респираторных инфекций и конъюнктивитов.

Муктасукти пишти (порошок жемчуга)

Является богатым источником солей кальция, магния и кремния. Традиционно используется для лечения заболеваний суставов, позвоночника, печени, селезенки и сосудов.

Серебро — является естественным антисептиком и консервантом. Кроме того, обладает противовоспалительным, седативным и укрепляющим действиями.

Абхрак бхашма (порошок морской раковины)

Является природным источником солей кальция и магния, которые в сочетании с активными компонентами чаванпраша усваиваются на 90%.

Гхи (очищенное буйволиное масло), тила тайла (кунжутное масло) и шаркара (тростниковый сахар)

Являются «конями» эликсира — основой, с помощью которой фиторецептура доставляется в организм. Кроме того, они укрепляют тело, питают ткани и устраняют побочные эффекты ингредиентов чаванпраша. Банслочан (гималайский мёд) был удалён из эликсира фирмой «Дабур» в связи с его плохой переносимостью европейцами (частые аллергические реакции).

Все растения, содержащие алкалоиды, добавлены в чаванпраш в минимальных количествах.

Чаванпраш издавна применялся Аюрведой для комплексного лечения и профилактики широкого спектра хронических заболеваний, особенно имеющих системный характер. В зависимости от патологии «Эликсир молодости» может применяться по-разному.

Для предотвращения старения, удаления продуктов неполного метаболизма и приведения в равновесие нейроэндокринной системы и эфирного тела чаванпраш принимают по 1/3 ч. ложки 3 раза в день за 10–15 минут до еды. Прежде чем проглотить эликсир, рекомендуется его подержать во рту 20-30 секунд, затем запить минеральной водой или зеленым чаем с небольшим количеством молока. Людям, имеющим патологию сердечно-сосудистой и нервной системы, рекомендуется начинать прием чаванпраша только с утренней дозы (принимать 10 дней по 1/3 ч. ложки), затем добавить дневную дозу (10 дней) и только после этого перейти к трехкратному приёму. При запущенных хронических заболеваниях и тяжелых инфекциях следует увеличить дозу чаванпраша в 3 раза, при обязательном сочетании со специальной терапией. При язвенной болезни в стадии ремиссии, хроническом гастрите с повышенной кислотностью, патологии сердца и легких следует принимать чаванпраш через 30–40 минут после еды.

Во время беременности и в период кормления ребёнка грудью не следует превышать суточную дозу (1 ч. ложка). В случае возникновения острой респираторной инфекции и обострений бронхиальной астмы необходимо принимать эликсир по 1 ч. ложке 3 раза в день. Принимать чаванпраш следует маленькими порциями, удерживая некоторое время во рту. Людям, страдающим ожирением, необходимо сочетать приём препарата с 15–20-минутной динамической гимнастикой утром и вечером. Детям можно принимать чаванпраш с четырех лет по 1/3 ч. ложки в утреннее или дневное время. Курс приема должен быть 1–2 месяца непрерывно, либо 6–24 месяца при дискретном курсе (оптимально — в периоды от новолуния до полнолуния). Людям пожилого возраста рекомендуется принимать чаванпраш по 1 курсу в год (2-3 банки). Онкологическим больным рекомендуется принимать эликсир 8–10 месяцев непрерывно, а затем неделю через неделю постоянно.

Чаваннраш противопоказан при остром гастроэнтероколите, остром панкреатите, остром холецистите, остром пиелонефрите и цистите, при обострении язвенной болезни и гломерулонефрита, при аллергической непереносимости его составляющих. Сахарный диабет I и II типа не имеет противопоказаний.

Чаванпраш имеет 12 разновидностей, в зависимости от соотношения различных компонентов и их количества. Чаванпраш, реализуемый компанией «Аюрведа плюс», специально разработан фирмой «Дабур» для европейцев и рекомендуется для широкого применения на территории России.

КАМНИ ВЕКАМИ КОПЯТ ЦЕЛИТЕЛЬНУЮ ЭНЕРГИЮ

Лекарство должно подходить к болезни, как ключ к замку. Если же одно и то же средство предлагается от всех болезней, то это уже не ключ, а отмычка. Однако и отмычкой иногда удается открывать потаенные двери.

Ф. Дровин

Болезни и их лечение

Напомним еще раз, Веды гласят, что все наши болячки — либо от неверного поведения в прошлом, либо от невежества в настоящем. Они даются человеку как испытание. Аюрведический врач не лечит симптомы — он призван устранить причины. Считается, что болезнь берет на себя грех больного и его карму и что она является благословением Господним. Врач может освободить грешника только тогда, когда поймет его самого. По Аюрведе болезнь изгоняют разными методами: с помощью массажа, ароматерапии, очистки организма, медитации, визуальной и музыкальной терапии, траво- и камнелечения (фито- и литотерапия).

Растения обладают огромной силой. Правильно подобранная трава, привязанная к запястьям, за 5 минут может, например, нормализовать давление. Но это ничто по сравнению с силой камней, которые веками копят в себе целительную энергию. Очень важно найти свой камень, соответствующий вашему типу. Лекари изготавливают из них лечебные настойки. Но и в качестве амулета камни могут «взять» болезнь на себя.

Бриллиант подходит всем. Его используют при анемии, гинекологических заболеваниях, диабете, половом бессилии, астме, болезнях сердца, нарушении обмена веществ.

Рубин также соответствует всем типам, особенно вата и питта. Он восстанавливает утраченную силу легких, лечит «болезни, развивающиеся в голове».

Жемчуг контролирует дыхание, выделение жидкости из организма, теплообмен; регулирует работу сердца, почек, легких, печени; придает здоровый оттенок коже.

Коралл — камень капха. Его используют при болезнях кожи и дыхательных путей, а также при излишней потливости.

Изумруд спасает при заболеваниях костей, почек, печени, желудка. Это камень людей, занятых творчеством.

Топаз цвета небес восполняет «полые» участки в организме. Он помогает при ревматизме, астме, нервных расстройствах, физическом истощении. Это камень вата и капха.

Сапфир эффективен при нервных расстройствах. Он лечит депрессию, эпилепсию, слабоумие, глазные болезни.

Оникс тоже излечивает от нервных расстройств, а также помогает женщинам при родах. Камень подходит всем типам людей.

Кошачий и тигровый глаз благотворно влияют на психику. Амулеты из кошачьего глаза вешают на шею детям: это регулирует работу органов дыхания.

Лунный камень восстанавливает больные ткани; эффективен при желтухе, ангине, бессоннице, заболеваниях позвоночника и костных тканей.

Циркон делает более эффективной лекарственную терапию, помогает при хронических заболеваниях.

КАК ВЫЛЕЧИТЬСЯ, СОБЛЮДАЯ РЕЖИМ ДНЯ

Здоровье это еще не все, но
без здоровья все — это ничто.

Сократ

Однажды я присутствовала на лекции о здоровом образе жизни, которую читал О.Г. Торсунов. Его точка зрения показалась мне несколько необычной, возможно, в чем-то спорной, но заставила во многом по-новому посмотреть на то, как я организую свой день. Тем более, что то, что изложено ниже, полностью соответствует аюрведическим постулатам.

Современное общество отдалилось от законов природы. И для действительного исцеления мы должны вернуться в это естественное состояние и жить в согласии с законами природы и законами Вселенной.

Знание времени – очень глубокое знание, понять его только аналитически невозможно. Понятие времени очень глубокое и с трудом подлежит анализу.

В Ведах написано, что сила времени двигает все в этом мире. Солнце движется по своей орбите в результате влияния силы времени.

Время — это сам Бог, одно из проявлений Бога, который контролирует все в этом мире, так как никто не может избежать влияния времени. У каждого живого существа в этой Вселенной и у каждой планеты есть своя орбита времени. Орбита времени — это путь движения планеты. Двигаясь, она стареет, точно также, как и мы. Но планеты стареют гораздо медленнее, чем люди.

Время двигает атомы, планеты, жизнь людей. И у каждого атома, каждой планеты и каждого человека есть своя орбита движения. Мы рождаемся, и у нас начинается движение, движение к старости. Время двигает нашу жизнь вперед. И никто не может препятствовать этому движению. Никто не может остановить движение нашего тела вперед. Поэтому, если организм преждевременно состарился, есть способы возврата его на свою орбиту времени, но из пожилого человека сделать молодого нельзя. Потому что существует сила, которая давит на все атомы, на тонкое и грубое тело — это сила времени.

Сила времени заставляет двигаться планеты по своей орбите. И они будут двигаться только по этому пути, и никто не сможет их сорвать со своей орбиты. И у нашей жизни тоже есть орбита.

Люди, которые не уважают силу времени, будут очень сильно страдать в этой жизни. Время надо уважать. Это закон. Человек, который не знает, что нельзя воровать, может попасть в тюрьму. Человек, который не знает, что надо уважать время, попадает в «тюрьму времени», т. е. обрекает себя на страдания. Человек начинает страдать, его жизнь сковывается, ему становится тяжело жить.

Уважать время — это значит — делать все вовремя. Существуют биологические часы, которые пускаются колесом времени. Это Солнце. Солнце — это сила, которая заставляет двигаться биологические часы всех живых существ в этой Вселенной. Эта сила не только солнечный свет. Существует еще такая сила Солнца, которая не подвластна измерению никакими приборами. Это тонкая сила Солнца влияет на наш ум, наше психическое и физическое состояние. Есть понятие животворной солнечной энергии, она материальная, но более тонкая. И Солнце влияет на нас через эту тонкую материю. Существует орбита Солнца по отношению к нам. Положение Солнца относительно Земли определяет то, какое влияние будет оказываться. Солнце всегда находится в одно и то же время в определенном положении по отношению к Земле. И поэтому биологические часы наши всегда срабатывают одинаково: будь то зима или лето. Это будет всегда так. И мы ничего с этим сделать не сможем. Никто не сможет ничего сделать против воли времени, а тот кто будет так говорить, будет страдать.

Например, если человек решил омолодить кого-то и стал давать ему специальные препараты – то таким образом он сожжет его жизнь. Тот, кто пытается повлиять на время в ту или иную сторону, он, несомненно, сделает зло. Самый правильный способ обращения со временем — подчинение ему. Ответственность — это понимание силы времени. Это означает, что все надо делать вовремя и надо делать то, что надо делать сейчас.

Человек взаимодействует с движением Солнца каждую секунду своей жизни. Но он ощущает это действие в разных фазах. Например, когда Солнце находится в определенном положении, мы спим. И во время сна наше состояние меняется, потому что меняется состояние Солнца. В каждую секунду времени с исключительной точностью в нашем организме происходят определенные процессы, от нас не зависящие. Мы здесь ничего не можем изменить, и именно поэтому режим дня человека строго регламентирован.

Например, человек должен ложится спать с 21 до 22 часов. Если он ложится раньше или позже, то могут начаться серьезные проблемы. Это происходит постепенно и незаметно. И эти проблемы все время нарастают с неумолимой силой.

С 22 до 24 часов восстанавливается нервная система человека. Если человек с 22 до 24 не спит, а бодрствует, то нервная система начинает истощаться. Изо дня в день, все больше и больше, и она уже начинает отдыхать в течение дня. Человек при этом тупеет. Он чувствует, что не может соображать, у него ухудшается память, он живет как во сне. Это происходит из-за того, что человек пренебрег временем, т. е. он поступил безответственно. Способность спать связана с режимом дня. И время может не давать человеку заснуть. Это происходит от неправильного отношения ко времени. Например, если мы позже встаем, нам уже трудно вовремя заснуть. Или мы позже едим, тогда тоже трудно вовремя заснуть. Или же пьем чай, кофе, еще какие-то стимуляторы, и в этом случае становится трудно вовремя уснуть. Человек не отдыхает, наступает депрессия, копится усталость, и она гнетет человека все больше и больше. От этого он раньше стареет или раньше умирает. Итак, кто не ложится спать до 22 часов, будет страдать. И страдание будет усиливаться с каждым днем. И существует огромная группа болезней, которые возникают только из-за этого нарушения.

Многие болезни проходят, если делать все вовремя. Трудность в том, чтобы победить привычку. Привычка рождается из поступков, поступки – от желаний, а желания – от связи с какими-то объектами чувств. Существует ум, который связан с чувствами, и он всегда им потакает. Ум имеет тонкую природу, он также контролирует деятельность нервной системы, но он всегда потакает чувствам. Привычки рождаются из-за неправильной связи с неправильными предметами. Например, вечером с 22 до 24 по телевизору идет какой-то интересный фильм, «детектив». И вы смотрите. У вас появилась связь с телевизором, т. е. ваши чувства устремились к телевизору, оплели его, и вы смотрите на телеэкран и видите там то же, что и вчера: там дерутся, убивают, занимаются сексом, всех обманывают и говорят, что это истинное счастье. И когда вы смотрите, вы отвлекаетесь, отвлекаетесь от своего нормального состояния. Состояние становится ненормальным, голова тупеет, становится квадратной. А вы думаете: «Здорово сидеть вот так, интересный фильм. Ни о чем думать не надо, хорошее такое состояние», т. е. рождается такая глупая привычка. Она рождается от неправильной связи: фильм интересный, он отвлекает наши чувства от обыденности и проблем, забирает наш ум в приукрашенный и нереальный мир и становится заменой нашей реальности. Но основой нашего существования должно быть знание. Если человек поступает безответственно, например, не вовремя ложится спать, то он ступает на тропу страдания. Нервная система не отдыхает и человек начинает болеть. Повышается или понижается давление. От нарушений нервной системы начинает страдать гормональная система, эндокринная система, нарушаются все функции организма. Также выделительные железы начинают страдать. От нарушений нервной системы повышается или понижается кислотность. И от этого появляется слабость во всем теле, сердцебиение. И это все происходит оттого, что человек просто не вовремя ложится спать.

Что такое депрессия? Есть желание действовать, а есть нежелание действовать. Желание действовать рождается у человека, который ложится вовремя. Усталость возникает, прежде всего, оттого, что человек не выспался, т. е. не лег вовремя спать.

Чтобы оптимизировать свой сон, нужно лечь в то место, которое подходит вам, т. е. надо спать там, где положено человеку. Есть места, где нельзя спать, — биологически плохие места.

Одним из важнейших положений в Аюрведе является понимание цикла дош в течение дня. В течение определенного времени одна из дош доминирует в течение четырех часов.

Спать обычный человек должен примерно 6 часов.

С 2 до 6 утра доминирует вата-доша. Вата — это воздух, вата-доша дает энтузиазм, жизнерадостность, легкость. И если вы встанете в этот промежуток времени, то эти естественные качества будут проявляться у вас. У вас будет хорошее настроение весь день, вы будете чувствовать себя легко и радостно.

Поэтому с 4 утра уже можно спокойно вставать с постели. Есть такая закономерность. Если человек занимается духовной практикой, то есть он думает о Боге, то у него становится больше счастья (внутри) и отдыхать ему надо меньше. Такие люди могут вставать с 3 до 4 утра. Тот, кто встает с 3 до 4, способен осознавать глубокие тайны. Чем позже человек встает, тем он менее способен на это. Человек, просыпающийся с 4 до 5 утра, способен быть глубоким оптимистом. Потому что в это время Земля как раз пребывает в состоянии оптимизма. Счастье окутывает Землю с 4 до 5. А с 3 до 4 – дается сила знания. С 5 до 6 сила спокойствия и здоровья еще присутствует, но оптимизма уже меньше. У человека, встающего с 6 до 7 утра будет более или менее нормальный тонус, он сможет справится со своими болезнями, т. е. может жить, не сильно болея. А если человек встает после 7, то он уже не может быть здоровым. Человек, вставший после 7, будет иметь склонность к заболеваниям. И жизненный тонус человека, его состояние счастья, находится в прямой зависимости от того, когда он встает. Чем позже человек встает, тем меньше счастья у него внутри. Помните поговорку: «Кто рано встает, тому Бог подает».

После 6 часов начинает доминировать капха-доша. Капха имеет противоположные качества. Капха тяжелая, медлительная и заторможенная; если вы просыпаетесь после 6, то вы весь день будете чувствовать вялость, тяжесть, все люди, с которыми вы встретитесь, будут вас раздражать. Все негативные эмоции окружающих вас людей в метро, на работе, дома будут действовать на вас. Вы будете чувствовать себя психологически неуверенно.

Вы можете сделать эксперимент и проверить верность этих положений Аюрведы; попробуйте встать в 4 часа утра и понаблюдайте, как прошел ваш день. Вы заметите, что общение с людьми, даже с теми, кто вас раздражал до этого, будет проходить более гладко и день будет более удачным, вы будете более продуктивны, так как вата дает быстроту в понимании и действии.

В Аюрведе ночь с захода солнца и до восхода делится на 16 периодов и нужно вставать в течение 14 периода, то есть с 4:30 до 5 часов утра, но можно еще раньше, до 4 часов — это еще лучше. В это время больше всего саттва-гуны в атмосфере, это наиболее чистое и свежее время дня, и это время очень благоприятно для занятия духовной практикой.

Дети или очень пожилые люди могут вставать попозже, но также до 6 часов. Также могут подольше полежать те, кто болен простудой или диареей.

Желание или нежелание вставать утром связано с другой силой, которая называется желание или нежелание жить. Когда у человека есть цель в жизни, ему хочется вставать рано. Когда у человека нет цели в жизни, ему не хочется рано вставать. Например, в воскресенье нет цели вставать рано, и вставать не хочется, хочется лежать. Таким образом мы уничтожаем весь этот воскресный день. Мы ни на что не способны в этот день. Потому что у человека, встающего после 7 утра, сила оптимизма нулевая. Поэтому, в воскресенье, если вся семья проспит до обеда, то бывает, что к вечеру все потом переругаются (и думают: «Скорей бы на работу, подальше от этих родственничков»). Это происходит потому, что у поздно встающего человека сильно увеличивается пессимизм. Настроение плохое. И человек думает: «Ну вот, наконец-то, я отдохну в воскресенье». А потом весь день думает: «Ну что они ходят, как сонные курицы? Все такие сонные, невеселые. Как с работы приходят – так веселые, а как со мной дома – так невеселые». Все становятся виноватыми, хочется ругаться со всеми, обижаться. Такое состояние возникает оттого, что встали позже, чем положено. Если человек встает с 7 до 8, то у него уже начинается гипотония. У него понижается давление, появляется вялость. Позже 7 встают потому, что нет желания жить, нет цели в жизни, нет смысла жизни. И от этого человек теряет силу жизни. И так как смысла жить особого нет, человек, встающий после 7 утра, быстро старится. Так его наказывает время. Потому что по нашей орбите Времени мы должны вставать до 7 утра.

Солнце поднимает оптимистичного человека с 4 до 5 часов; человека, у которого есть какие-то серьезные дела, — с 5 до 6 часов; человека, который еще хочет как-то более-менее идти в ногу со временем, — с 6 до 7 часов; после 7 солнце поднимает того, кому на все наплевать, кто сегодня хочет не жить, а отдыхать, и таким образом он отдыхает от жизни, то есть теряет один день жизни. У такого человека ничего не клеится, все у него разваливается, ему очень тяжело. Если человек встает с 7 до 8, у него начинаются болезни. Если он встает с 8 до 9 часов, у него зарождаются уже глубокие болезни. Подъем с 9 до 10 часов — причина зарождения непреодолимых болезней. А если с 10 до 11, то пора заказывать...

«Спать так хочется...И вставать так не хочется...И ни за что не встану! Пусть гром грянет, и все будильники прозвенят. Я просто хочу отдохнуть, хочу спать и расслабляться. И делать я ничего не хочу. Потому что все мне надоело, и все мне надоели. Самое большое счастье в жизни – это просто спать...», — думающий так человек находится в состоянии желания умереть, он обречен на то, что его болезни будут усиливаться. Потому что, если человек не видит счастья в своем труде, то он обречен на состояние разочарования, что ведет к усталости, которая возникает не оттого, что день был длинным, не от непосильного труда, усталость возникает от отсутствия счастья в труде. Потому что, когда человек трудится в состоянии счастья, он не устает. Человек не устает, если он работает в спокойном, правильном ритме, в соответствии со временем. Ритм в течение дня надо выбирать в соответствии со временем. Трудиться надо в состоянии счастья. Потому что мы рождены для этого – познать счастье труда, а не счастье сна. Человек, который познает только счастье сна, порождает себе болезни. Поэтому мы должны бояться этого состояния — счастья во сне. Мы должны от него убегать, и тогда человек обретает счастье в жизни, он сможет стать здоровым и счастливым.

Когда вы проснулись, валяться не надо. Надо сразу вставать. Если человек лежит 5 минут после того, как проснулся, то он теряет 10% своего тонуса. Если он лежит 10 минут, то снижается примерно 20% тонуса. Если человек каждый день по полчаса лежит, когда проснулся, то 50% его тонуса сходят на нет, даже если он проснулся вовремя. Достаточно просто поваляться полчаса, чтобы вся твоя жизненная энергия ушла, и весь день чувствовать разбитость.

Нет желания вставать утром у людей, не ищущих радости в жизни, не находящих счастье в труде, работающих из чувства долга, для того, чтобы заработать деньги. Такие люди обречены на страдания, обречены на то, что будут не вовремя вставать. Такие люди будут долго спать, потому что у них нет счастья, а счастье надо где-то брать. Человек не может жить без счастья. Если у него нет счастья в труде, значит, он будет искать какое-то другое счастье. И это счастье приведет его к страданиям. Человек должен искать счастье в общении с людьми, в том, чтобы приносить пользу людям. Если мы в чем-то другом счастье ищем, то мы обретаем болезни, потому что мы испытываем неудовлетворенность, и нам хочется подольше поспать, побольше расслабиться и ничего не хочется делать. То есть мы начинаем искать счастье в бездействии. И организм от этого расслабляется, все гормональные функции расслабляются, нервная система расслабляется, и у человека нет желания преодолевать свою болезнь. Он чувствует, что тело расслаблено и оно ничего не хочет делать для выздоровления. Вредные привычки в таком состоянии преодолевать не хочется, ничего менять в своей жизни не хочется. И жизнь становится каменной, т. е. человек живет, как камень. Он не может ничего изменить. Но это не имеет ничего общего с волей Времени. У Времени есть своя воля, которая ничего общего с нашими привычками не имеет. Поэтому, если у нас есть привычка поздно вставать, то это не означает волю Времени. Это просто наша глупость и все, несмотря на то, что эта привычка так дорога нам. Так «нравится» вставать поздно, так «хорошо» чувствуешь себя «выспанным». Такое «хорошее» состояние, особенно когда лежишь. Когда встанешь, правда, оно становится хуже. А когда лежишь...такое состояние «хорошее», просто «замечательное», аж спина отваливается. Лежишь и думаешь: «Когда же я встану?» А встать никак не можешь, потому что «неохота». И такое испытание – лежишь, ноги затекают, спина отваливается, — и думаешь: «Ну когда же я встану?». И потом...Раз!... И с таким отчаянием поднял себя с постели, и думаешь: «Ну, слава Богу, встал, наконец!».

Итак, Время заставляет подниматься, и мы должны подниматься. Мы должны бояться. Это и есть ответственность. Ответственность – это когда человек боится Времени. Он знает, что он не должен делать что-то не вовремя.

Итак, человек проснулся. Он должен стряхнуть с себя сон, иначе ему будет хотеться спать. Для этого нужно встать под приятный прохладный душ. Если у человека болят суставы, но давление нормальное, душ может быть тепловатым. Если давление повышается, душ должен быть всегда холоднее. Чем выше давление, тем холоднее душ. Если одновременно есть боли в суставах и высокое давление, то душ должен быть приятно прохладным. У всех людей с нормальным давлением без острых процессов, душ должен быть приятно прохладным. Насколько душ приятно прохладный, проверяют тыльной стороной кисти. Обливаться нужно с головой. Женщинам можно только побрызгать на голову.

По ведической концепции считается, что мужчина больше защищен, когда у него короткие волосы, потому что к нему не слишком много чего пристает. А женщина больше защищена, когда у нее длинные волосы. И они должны быть заплетены. Когда у женщины длинные волосы, она защищена силой своих волос. Чем у женщины волосы короче, тем меньше у нее защищенности, тем больше она подвержена стрессам. Женщина, которая носит длинные волосы, обладает психической силой. Она сильнее. Она тогда может подойти и сказать: «Ты женишься на мне». И он женится. Такая огромная психическая сила.

В ведической культуре детей воспитывали особым образом. Девушка всегда воспитывалась в семье, а юношей воспитывали в группе. Мальчиков забирали из дома и воспитывали в духовной школе. Девочек приучали дома вовремя вставать, готовить и все прочее. А мальчики обучались всем наукам. Девочки тоже обучались, но всему тому, что связано с воспитанием детей, семьей и прочим. Потому что у мужчин и женщин было разное предназначение в жизни.

Итак, после душа нужно сделать зарядку, вполне достаточно пятиминутной разминки. Движения должны быть мягкими и плавными. Можно делать статические упражнения. Не надо делать зарядку в бешеном ритме.

Завтракать надо с 7 до 9 утра. Именно в это время поднимается «огонь» в организме. Он поднимается, но очень слабый. В это время должна перевариваться пища, появляется аппетит. Ближе к 9 огонь пищеварения слабеет. Утром надо есть молочное, сладкое или фрукты. Можно есть орехи. Нельзя есть зернобобовые, они не перевариваются, потому что Солнце еще не поднялось. Солнце контролирует все. Оно контролирует огонь пищеварения в нашем желудке. Если человек думает, что он своим умом контролирует свое пищеварение, то он с утра ест не то, что надо, и потом у него наступает изжога. У него ничего не переваривается в это время. Зернобобовые – это пища, дающая здоровье, но если человек ест ее вовремя. Все надо есть вовремя.

Утром не только можно, но и нужно есть сладкое. Потому что сладкая пища приводит к благости. У человека, который ест сладкое, мягче, добрее и покладистее характер. Но если он ест его вовремя. После 9 утра сладкое постепенно становится ядом, который разрушает печень и весь организм. Чем позже после 9 человек ест сладкое, тем оно больше расслабляет его организм, и организм все меньше способен сопротивляться болезням в таком расслабленном состоянии.

Если есть днем сладкое, оно гасит огонь пищеварения. Днем можно кушать подслащенную пищу, с легким сладковатым вкусом. Некоторым людям это подходит. И напитки нужно пить подслащенные, с легким сладковатым привкусом.

Можно есть бананы с утра, но не зимой, они немного охлаждают. Зимой лучше есть сухофрукты. Можно есть орехи с утра. Так как кефир охлаждает, зимой надо есть сметану, масло.

Когда человек ест вовремя и то, что надо, после еды наступает состояние радости. Если после еды голова отключается – это говорит о том, что вы поели не вовремя или не то, что нужно. А когда вы после еды начинаете смеяться (практически по любому поводу) — это значит, что вы поели вовремя и то, что нужно. Творог можно есть утром. Сыр можно, но лучше в обед.

С 9 до 11 надо заниматься активной умственной деятельностью. Самое лучшее время для того, чтобы что-то изучать. Это также время для решения проблем. Голова соображает хорошо, можно все понять, во всем разобраться. Надо заключать соглашения, делать все, что связано с головой. В это время человек очень хорошо понимает, что происходит вокруг.

С 11 до 12 — время обеда. Можно обедать в 12 — это тоже не плохо. Можно даже в 13 — это так, более-менее. Все зависит от того, насколько вы хотите, чтобы энергия поднималась в голову. Если вы хотите, чтобы много энергии поднималось в голову, надо есть примерно в 11.30. Если кому-то нужно меньше энергии, то можно есть с 13 до 13.30. Но позже лучше уже не есть.

Биологическая сила оказывает огромное влияние на наш организм. Многие полагают, что травы влияют на нас силой своих химических элементов. Но это не так. Трава влияет на нас, прежде всего, своей биологической силой. Когда трава свежая, у неё больше биологической силы. Когда она полежит, то этой силы становится меньше. Когда трава срывается, она умирает, ее тонкое тело постепенно уменьшается. У травы и всех растений тонкое тело может уменьшаться несколько лет. У живых камней... Да, камни тоже живые. Они живут, растут, размножаются. Это подтверждают даже современные ученые. В Ведах тоже описано, что камни обладают жизнью. Но их жизнь несоизмерима с нашей. Один ученый рассчитал, что камень за год делает один вдох и выдох. Когда камень умирает, он сохраняет свою биологическую силу тысячи лет у себя внутри. А растения только десятки лет. Поэтому лечение камнями более эффективно, т. к. они обладают большей биологической силой. Вы не можете исчерпать биологическую силу камня за всю свою жизнь. Растения же теряют свою силу достаточно быстро.

Биологическая сила способна быстро лечить, если она совпадает с биологической силой организма. И, наоборот, она совсем не лечит, если не совпадает. Поэтому лекарства надо подбирать под свою биологическую силу. Здесь нет ничего общего с химической формулой. Неправильно считать, что ромашка лечит горло. У 10% людей она действительно может лечить горло, но у остальных нет, потому что биологическая сила не совпадает. Определяют совместимость биологической силы растения (а также других лекарств) по запаху.

Существует 2 типа медицины. Аюрведа считает, что человек не может управлять организмом, но он может помочь управлять Богу человеческим организмом. И эта помощь даст колоссальные возможности для лечения. Но современные врачи считают, что они могут сами управлять всем. Они создают таблетки, которыми пытаются управлять организмом. И в результате все там разрушают. Главное, что и управлять они пытаются неправильно. Организм управляется с помощью тонкой природы; т. е. он управляется с помощью силы ума и разума. Это не имеет ничего общего с химическим движением нервных тканей и тому подобным. Движения нервных тканей активизируются силой ума. Сила ума зависит от движения Солнца. Когда Солнце садится, сила ума слабеет, регуляция организма идет на отдых. Когда Солнце поднимается, сила ума увеличивается, организм активизируется и начинает действовать.

Итак, только биологическая сила может помочь человеку, а химическая только мешает, хотя внешне это выглядит как выздоровление. Нам кажется, что если боль прошла, то нам лучше. Но это можно сравнить с тем, как будто в тюрьму посадили печень или кишечник. Органу не дают действовать. Таблетка сажает его в тюрьму; блокируются различные импульсы и орган не сигнализирует о боли.

Биологической силой можно быстро лечить даже тяжелейшие болезни. Разработан такой метод – фиторефлексотерапия, когда на руки и ноги надеваются повязки с сухой травой. Она просто лежит на коже. Человек лечится с потрясающей силой. Если правильно подобрать человеку траву по его биологической силе, то давление снижается за 5 минут. Лечение травой имеет лишь один недостаток – трава быстро теряет биологическую силу, также ее биологическая сила меняется от движения Солнца.

Биологическая сила камней тоже находится под влиянием движения Солнца, но при этом сильно не меняется. А биологическая сила травы меняется и не восстанавливается. Если сделать сбор из нескольких трав, то со временем он перестает подходить для человека. Но все же травы обладают огромной лечебной силой. Например, малярию можно полностью вылечить за 3 дня с помощью травы (повязки с сухой травой). Только биологическая сила травы убивает биологическую силу микробов. Она восстанавливает биологическую силу нашего организма. В целом это

7 Зак. № 621

идет через характер. Существует характер растений. Если, например, характер растения похож на характер печени, то печень быстро восстанавливается. Причем характер растения должен быть похож на характер печени индивидуального человека. Например, солодка похожа на характер печени, но не для всех людей. Овес похож на характер мышечной ткани. Поэтому он подходит фактически для всех органов, т.е. овес полезен для всего организма, потому что по характеру он напоминает биологическую силу мышц человека. Овес дает силу мышцам.

Зерновая пища дает огромную силу уму человека, питает ее. Это единственная пища, которая дает силу уму. Считается, что когда умственное развитие людей сильно отстает, значит человечество не имеет достаточно хлеба. Есть даже такая пословица: «Хлеб всему голова». Потому что без хлеба трудно думать. А если зерновую пищу есть не вовремя, думать совсем не получается. Зерновая пища – это не только хлеб. В Индии, например, существует много видов далов. Дал — это такой горох, он тоже дает силу уму. Все это можно проверить на себе, проэкспериментировать. Если вы будете есть хлеб с 10 до 14 часов, когда Солнце высоко, зерновая пища отлично переваривается в это время с помощью солнечного огня. И вся энергия от этого переваривается. И при этом возрастает энергия разума, все то, что питается зерновой культурой. Тонкая сила ума насыщается. От этого улучшается память, усиливается способность размышлять. Наступает эмоциональное спокойствие.

Итак, от зерновой пищи человек умнеет, если он ест ее вовремя. Попробуйте сделать так, и через 2 дня вы почувствуете себя лучше, вам не захочется спать днем.

Если человек ест зерновую пищу не вовремя, то происходит следующее: например, человек после 14 ест зерновую пищу, т. е. в то время, когда ум имеет ту же огненную природу, что и огонь пищеварения, с помощью которого переваривается зерновая пища, то есть мозги человека «стекают» в живот, появляется состояние сонливости. Мозг перестает работать, т. к. вся его энергия уходит на переваривание зерновой пищи. Это происходит после 14 часов. Если же вы поели с 11 до 13 (это идеальное время), то голова соображает хорошо. И спать после еды не хочется совсем, хочется что-то делать. Если человек идет в ногу со временем, то день у него удлиняется. И он становится счастливым и может очень многое успеть сделать за день. А если он ест не вовремя, то у него возникают проблемы. Все время хочется спать.

У человека, который ест зерновую пищу на ночь, она совсем не переваривается. И возникают булыжники в почках и желчном пузыре. 80% образований камней в организме связано с тем, что человек ест зерновую пищу не вовремя. Камни в почках и желчном пузыре, в основном, фосфатные, возникают из-за того, что человек ест хлеб не вовремя. Лечить их можно с помощью биологической силы приправы, совместимой с перевариванием хлеба. Это кориандр или корень аира. И хлеб надо есть вовремя. Конечно, при этом исключить мясо, которое все портит, — это само собой разумеется.

Когда человек начинает есть хлеб вовремя, камешки растворяются. Месяц, два — и камней нет. Они сами растворяются, они даже не выходят. Но лучше всего действует корень аира. У человека могут быть еще уратные камни, на них действует корень борщевика, корень чистотела — но его надо принимать строго дозировано, по миллиграммам. Это все принимается перед обедом.

Гречка – это единственная крупа, которая не зерновая. Ее можно даже есть утром. Она не зерновая, она самая легкая, хорошо переваривается.

Итак, зерновые культуры пропитаны силой Солнца, и человеку трудно их переваривать. Но когда человек переваривает зерновую пищу, он получает биологическую силу, которая питает его умственную деятельность. Нервная система от этого становится крепкой. Управление, регуляция тоже становятся крепкими. И человек тогда чувствует, что ему жить стало легче.

В обед надо есть все, кроме мяса, рыбы, яиц, кофе, чая. Не надо в обед есть сладкое. Это снижает огонь пищеварения. Или очень мало его есть в конце, после еды. Также не надо смешивать свежие овощи и фрукты в обед. Допустим, свежие фрукты можно есть с молоком утром. Но если вы то же самое сделаете днем, то у вас все вылетит назад. Но никогда не смешивайте овощи с фруктами утром. Свежие овощи и фрукты вообще никогда не смешивайте. Но фрукты в обед есть надо, только в тушеном виде. Фрукты тушатся, туда добавляются специи (сладкие и острые приправы) – это сильно способствует пищеварению. И у человека от этого могут пролечиться многие болезни. Также надо есть тушенные овощи. Можно есть суп в обед.

Последовательность такая: сначала надо попить (около стакана воды). Потом можно запивать в течение обеда, но немного. В конце еды можно сделать еще пару глотков. Но не надо запивать еду стаканами. От этого сильно нарушается огонь пищеварения. Особенно вредно пить воду в течение 40 минут после еды – сразу возникнут проблемы со здоровьем. Потому что в это время в желудке создается огненная среда, в которой должна перевариваться пища, а вода тушит огонь.

Картошку можно есть с 10 утра до 16, после 16 — можно, если нет камней. Растительное масло — можно с 10 до 18. Это надо определять индивидуально. Нужно пробовать. Все масла хороши. Вопрос только в том, что вам подходит.

Ужинать надо до 18 часов. Можно даже до 19. Можно есть овощи и орехи. После 19 часов можно пить только горячее молоко, смешанное с сахаром. Чуть-чуть подслащенное горячее молоко. И туда можно добавлять такие специи, как кардамон, фенхель. Корицу нельзя потому, что она повышает тонус, делает человека чрезмерно бодрым. Можно красную куркуму. Можно пить молоко с медом.

Молоко дает огромную силу для организма, если его употреблять вовремя. Молоко нельзя пить днем. Но если вы пьете его на ночь, оно лечит огромное количество болезней, дает человеку огромную силу для жизни. Можно лечиться только этим – одним молоком на ночь.

Многие, даже очень знаменитые ученые пишут, что молоко вредно. Они не пользуются древним знанием, как-то сами разрабатывают знание, из-за чего возникает много ошибок.

Например, это ошибка современной медицины, что молоко вредно для здоровья. Молоко переваривается плохо – и это хорошо, потому что когда оно плохо переваривается и лежит всю ночь, то оно питает организм силой спокойствия. Молоко дает человеку силу спокойствия. В молоке есть биологическая сила спокойствия. Самый лучший отдых для нервной системы наступает, когда в желудке чуть-чуть молока лежит. Это древний рецепт — пить горячее подслащенное молоко на ночь. Сразу улучшается сон. И у человека, постепенно, с каждым днем, все спокойнее становится нервная система. Человек становится абсолютно спокойным. Молоко на ночь можно пить в любое время, даже глубокой ночью. Конечно, речь в этом случае идет о качественном продукте.

Кисломолочные продукты, всем, кто чем-либо болен, лучше есть до 14 часов. Тому, кто не сильно болен, можно до 16 часов. Тому, кто совсем не болен — можно до 17 часов. Но после 17, 18 уже опасно есть эти продукты.

До 7 утра тоже можно пить горячее молоко с сахаром. Будет тот же самый эффект — расслабление и покой.

Очень полезен чай из шиповника. Шиповник дарит благость, подходит практически всем, дает большое здоровье. Зубы от шиповника не портятся. Косточками шиповника можно лечить эмаль зуба. Она от них восстанавливается.

Как определить дозу молока на ночь? Нужно выпить молока столько, сколько вам хочется и посмотреть: если у вас с утра будет белый язык, значит, вы выпили много. Надо пить меньше. Непереваренное молоко не дает здоровья, полезно только переваренное. Когда оно постепенно в течение ночи переваривается, тогда нормально. В целом организм может справиться с каким-то количеством молока или не может. Поэтому вам может быть достаточной порция с чайную ложку молока. Но обязательно всем надо сколько-то выпивать его на ночь. От этого будет улучшаться здоровье. Нервная система будет отдыхать. И это один из способов оптимизации сна. Другой способ — перед сном пожелать всем счастья. Делать это нужно в течение не менее десяти минут. При этом будут рушиться ваши плохие связи с людьми. Человек плохо спит, ворочается, так как ночью усиливаются плохие связи с другими людьми. Это связано с влиянием планет. Человек, который хочет желать всем счастья, он, несомненно, хочет изменить все к лучшему, он хочет быть здоровым. Главное, чтобы пожелание всем счастья не было механическим. Иногда человек начинает думать о том, какой он хороший человек, а не желает счастья всем. Когда человек думает о себе в это время, то никакого эффекта он не получит. Бывает, что какому-то человеку очень трудно пожелать счастья. Но, преодолевая эту трудность, мы избавляемся от какой-либо определенной болезни.

Сыворотка тоже вещь хорошая, но только принимаемая в определенное время. Лучше пить ее в обед и лучше осенью, зимой — тоже можно, а летом, в нашем климате, — не очень хорошо.

Необходимо помнить, что время связано только с движением нашего существа и нашей Вселенной. Оно существует независимо от нас и оно строго определено. Если говорится о 12 часах, это следует понимать как полдень. Речь идет о естественном времени. Его можно определить для каждой местности (самая короткая тень в полдень).

Человек может спать днем, но только сидя. Лежа спать убийственно. Если человек просто решил полежать, но при этом не заснул, он не сильно много при этом потерял. Но если он заснул, мозг отключился и происходит полная перестройка организма. Это значит, как будто он встает в это время. И вся оставшаяся часть дня и начало следующего у него будут разбиты. Он будет чувствовать вялость, слабость. Ему будет тяжело. Если же человек заснул, сидя за столом, просто положив голову на руки, то он будет чувствовать свежесть после сна.

Детям можно спать днем, до определенного возраста. Нужно смотреть по ребенку: если он спит днем и испытывает вялость, значит, ему надо сокращать дневной сон. Даже регулировать это особо не нужно. Спать заставлять ребенка вообще не надо.

Хочу рассказать немного о своем отношении к кофе. У человека, пьющего кофе, страдает мозг и сердце. От кофе у человека — плохой сон. Когда человек поздно встает, у него пониженное давление, он чувствует тяжесть в голове, слабость и подташнивание. Если выпить кофе, это сразу проходит, буквально за 5–10 минут. Но кофе истощает нервную систему, и прежнее состояние через час или два возвращается. Возникает постепенное снижение давления. Но только это снижение становится уже более стойким. И при этом перевозбуждается нервная система все сильнее и сильнее, одновременно происходит угнетение сосудисто-двигательных центров. Когда человек злоупотребляет кофе, у него начинают работать как бы качели в организме: сначала у него тонус резко повышается, потом резко падает. Он чувствует недомогание и ему опять хочется пить кофе. Люди, попавшие в зависимость от кофе, пьют его 4–5 раз в день, в зависимости от этих качелей, когда у них нервная система вспыхивает, а потом опять угасает. И так до тех пор, пока человек себя полностью не угробит. Нервная система истощается все больше и больше. Это влияет на проводимость сердца. Страдают сосуды головного мозга. Нервная система такого человека слабеет, он чувствует все большую раздражительность, так как его мозг не отдыхает. Но после чашечки кофе возникает ощущение, что становится легче. Это ощущение иллюзорное. Потому что это растение возбуждает страсть, оно активизирует мозг, но после этого наступает усталость. Есть растения, которые дают силу мозгу. Они повышают тонус, но при этом усталость потом не возникает. Например, корица, солодка, элеутерококк, лимонник — все эти растения находятся в благости. Признак кофейного отравления – постоянная гипотония, тонус пониженный и пониженное давление.

Теперь немного расскажу о методах лечения травой. Ароматерапия — одно из самых сильных лечений. Сухая трава имеет самый лучший (настоящий) запах. Нюханье трав обеспечивает самый сильный контакт с травой. Когда мы нюхаем, то как бы пропитываемся силой этой травы. Если запах как-то пытаются вытянуть из травы (например, делают отвар), то запах становится сильнее, но теряет свою биологическую силу. Поэтому для лечения достаточно сухого порошка травы.

Специи – очень сильное лекарство, дающее стойкий эффект. Но если человек ест одну и ту же специю постоянно из года в год, то она, конечно, не будет для него лекарством. Есть продукты, снижающие психическую силу человека. Чеснок увеличивает гневливость, гордость, а лук увеличивает похоть у человека.

О полезных и исцеляющих свойствах специй я достаточно подробно написала в своей первой книге «Очищение организма с помощью специй и пряностей», которую советую прочитать всем желающим.

ЕЖЕДНЕВНЫЕ АЮРВЕДИЧЕСКИЕ ПРАВИЛА

Берегите время — это ткань,
из которой соткана жизнь.

С. Ричардсон

Гигиена

Прежде всего, нужно опорожнить кишечник и мочевой пузырь, если это не сделать, то вы будете отравлять сами себя и создадите условия для развития хронических болезней.

Затем нужно очистить наши органы чувств, чтобы наше восприятие нового дня было чистым и свежим. Нужно промыть глаза с розовой водой или с водой из трифалы — это очистит зрение, и если это делать каждый день, то никогда не будет таких заболеваний, как глаукома и катаракта в пожилом возрасте.

Затем нужно очистить уши и закапать туда по 2-3 капли сезамового или миндального масла. Это очистит наш слух. Нужно почистить зубы и очистить язык от налета — это очистит чувство вкуса. По налету на языке можно наблюдать за состоянием вашего здоровья и следить за балансом дош в организме.

Затем нужно прополоскать горло с отваром трифалы для питты, отваром имбиря для капха или четвертью чашки сезамового масла для вата; это полоскание очищает голос и укрепляет зубы. Затем закапывают в нос немного масла, а потом делают резкий вдох через ноздри, это очищает обоняние.

В традиционной Диначарье также вдыхают дым разных лекарственных трав, таких как брахми, ашвагандха, аир для того, чтобы очистить ум, голову, шею и легкие — это называется кавала-терапия и также применяется во время панча-кармы.

Масляный массаж

Также утром, особенно в холодное время года, нужно делать масляный массаж абхьянгу. Это один из главных методов в Аюрведе для поддержания силы и предотвращения преждевременного старения. Когда ткани стареют, они становится сухими и питание не поступает как нужно, а токсины и продукты жизнедеятельности не выделяются должным образом. Масляный массаж устраняет сухость и дает питание тканям тела и ума. Если вы используете подходящее масло, то это дает блеск коже и внешний вид становится более привлекательным.

Упражнения

Физические упражнения в Аюрведе обозначаются термином вьяйама. С точки зрения техники упражнений это конечно хатха-йога, но также сюда можно отнести просто прогулки на воздухе или китайскую гимнастику тай-цзи-цуань или ци-гун или плавание, кому что нравиться.

Эти утренние упражнения очень важны, так как они помогают устранить застой в физическом и ментальном теле, улучшают огонь пищеварения, уменьшают жировые отложения, дают чувство легкости и насыщают тело энергией. Система здоровья в Аюрведе построена на трех вещах: хорошая пища, ежедневный массаж и прогулки.

Нужно также учитывать, что если вы будете слишком много заниматься, то это может увеличить вата-дошу, и не стоит делать упражнения, связанные с активными движениями в вечернее время. Лучше делать статические йога-асаны, так как тело вечером более гибкое, чем утром, а утром лучше делать тай-цзи-цуань и стоячие асаны хатха-йоги.

Упражнения также способствуют тому, что масло, которое вы нанесли на тело до этого, проникает более глубоко и дает питание тканям.

Омовение

После упражнений делают омовение, чтобы удалить остатки масла и грязи, которая скопилась на коже за ночь. Аюрведа отдает предпочтение теплому омовению, но нужно учитывать, что нельзя лить горячую воду на шею, плечи и голову, это может нарушить баланс в дошах.

Омовение увеличивает огонь пищеварения, особенно если вода немного прохладная.

Завтрак

Аюрведа советует завтракать с 6 до 8.30 утра. Завтрак может состоять из стакана фруктового или овощного сока, или яблока, или стакана травяного чая. Мы сами решаем, что нам нужно есть, и питание может способствовать продлению жизни и омоложению или наоборот. Привычка набивать желудок по утрам делает человека озлобленным, так как затем вместо того, чтобы зарабатывать на жизнь, он весь день только и занимается тем, что переваривает этот завтрак.

Обед (10.30-12.30)

После завтрака прошло 6–7 часов, и вы уже действительно проголодались. Это как раз столько времени, сколько нужно для того, чтобы пища хорошо усвоилась и переварилась. Аюрведа говорит, что никогда не нужно принимать пищу, если нет действительного чувства голода. Это одна из ужаснейших привычек перекусывать между приемами пищи или, как говорят, «заедать стресс», одна из главных причин большинства болезней в современном обществе. Обед — это главный прием пищи и поэтому он должен быть достаточно питательным и сытным. Никогда не нужно ложиться отдыхать или спать после обеда — так как это сильно увеличивает капха-дошу и притупляет ум. Также в течение как минимум часа после еды не следует заниматься интенсивным умственным трудом или изучением сложных для понимания текстов.

Заход солнца

Это очень специфическое время, поскольку в это время происходит переход от дневных ритмов к ночным. В это время проводят многие процедуры, в это время нужно отключить ум от дневных забот и проводить разные религиозные церемонии.

Ужин

Время для ужина с 18 до 20. Пища должна быть легкой, чтобы она полностью переварилась до отхода ко сну. Это может быть чашка горячего молока со специями: шафраном, корицей или имбирем в холодное время года. Для людей, занятых духовной практикой, лучше не ужинать, чтобы утром сохранять ясность сознания и легкость при пробуждении. После ужина рекомендуется погулять с друзьями или с родными.

Расслабление

Время между ужином и отходом ко сну нужно посвятить спокойному общению с родственниками или близкими друзьями, чтению священных писаний и расслаблению.

Отход ко сну

Около 22 часов можно идти спать и 6-7 часов достаточно для сна с тем, чтобы встать до 4.30. Перед отходом ко сну можно сделать массаж стоп с маслом, это успокаивает нервную систему и способствует хорошему сну. Хорошо перед сном сделать несколько асан йоги. Такие как сарванг асана, дханур асана, ширш асна, джану ширш асана, матсиа асана и шавасана.

Соблюдать эти правила очень важно — в Аюрведе есть такой афоризм: то, что вы делаете каждый день, — гораздо более сильное лекарство, чем то, которое вы примите от случая к случаю.

АЗБУКА ПИТАНИЯ

Только здоровая пища
может сделать
человека Человеком

Аюрведа

Невежество — убийца всего живого

Человек — часть природы и должен жить в гармонии с ней. Но беда его в том, что, наделенный большим умом, homo sapiens поддается соблазнам, принимая ложное за истину. Аюрведа утверждает: все, что находится во Вселенной, соответствует благости, страсти или невежеству. Наша Личность формируется в зависимости от того, с чем мы больше соприкасаемся.

Благость — это гармония, красота, чистота, простота, быстрота, четкость, оптимистичность, активность, честность, доброта, знание, чистая любовь.

Страсть — это напряженность, беспокойство, суетливость, чрезмерность в чувствах, перенапряжение, эгоизм, привязанность к результату.

Невежество — это сонливость, заторможенность, тупость, безграмотность, бесцельность, извращенный вкус, ненависть, жадность, разврат, жестокость, злость, хамство.

Если человек соприкасается с благостью, то он будет счастлив, красив, успешен. Если он живет в страсти, то ему сопутствует постоянная нервозность, счастье его короткое, а страдания долгие. Он может быстро нажить богатство и так же стремительно потерять;

слава появляется, но тотчас исчезает. Ну а если человек пребывает в невежестве, он не знает ни счастья, ни успеха, ни красоты. Его удел — страдания.

Пища тоже подразделяется на благостную, страстную и невежественную. Попадая в желудок, она воздействует на мозг, а это, в свою очередь, отражается на нашем поведении и восприятии мира. Человек, не соблюдающий правил питания, заболевает. Его болезнь проходит пять стадий, поражая все новые и новые органы. Традиционная медицина может выявить этот недуг только на третьей-четвертой стадиях, когда он уже переходит в хроническую форму. Ведическая медицина прогнозирует еще не существующее заболевание, исходя лишь из того, что мы предпочтем завтра на обед и будем ли придерживаться такого рациона и впредь.

Скажи мне, что ты ешь, и я скажу, кто ты

Оказывается, наши душевные качества формируются под воздействием пищи. «Ты есть то, что ты ешь», — учат гуру. Они считают, что только здоровая пища может сделать человека Человеком.

С точки зрения Аюрведы, в нашей пище должно быть шесть вкусов: сладкий, кислый, соленый, горький, вяжущий и острый. В этом случае организм насыщается всеми необходимыми для построения клеток элементами.

Самый благостный продукт на земле — коровье молоко. К тому же оно — прекрасный лекарь, особенно для детей. Но не у всех взрослых молоко хорошо переваривается. Это значит, что проблема в неправильной дозировке (некоторым достаточно и двух столовых ложек) или во времени приема. Пить молоко следует только рано утром или перед сном. В остальное время оно будет лишь мешать пищеварению. Подслащенное теплое молоко, выпитое на ночь, может заменить снотворное. Индивидуальную дозировку определить просто: ее следует уменьшить, если утром у вас на языке появились белый налет или слизь. В молоко можно добавлять пряности: фенхель, кардамон, шафран.

Йогурт и кефир — также благостные продукты, но они ближе к страсти. Кефир незаменим летом, а сметана и творог — зимой. Они хороши для заправки салатов и супов. Сыр необходим человеку для восполнения мышечной энергии; его тоже можно добавлять в супы, каши, овощные блюда.

Злаковые и бобовые обладают огромной энергетической силой. Зерно, особенно пророщенное, придает силу уму. Практически у всех народов есть поговорка: «Хлеб — всему голова». Но зерновая пища — это не только хлеб. В Индии, например, существует много видов далов (гороха).

В обед можно все, кроме мяса, рыбы, яиц, кофе, чая. Нужно помнить, что картофель — продукт страсти, он не возвышает человека. Не следует завершать трапезу сладким, лучше — тушеными фруктами со специями. Обед не стоит запивать, так как после приема пищи «в животе образуется огонь», который ни в коем случае нельзя гасить напитками. Выпить жидкость можно лишь спустя минут сорок. Немного воды (не более стакана) разрешается до обеда; несколько глотков можете сделать и во время еды.

Из напитков полезен шиповниковый чай. Он подходит практически всем, к тому же прекрасно восстанавливает зубную эмаль. Кофе вреден, он — невежественный продукт. Человек привыкает к нему, полагая, что кофе нормализует давление. Это иллюзия! Кофе, будучи возбуждающим допингом, истощает нервную систему, угнетает сосудистые центры, лишает сна. Его следует заменить благостными травяными чаями, например из солодки, элеутерококка, лимонника.

Основные правила питания просты и разумны:

- есть в одно и то же время, причем между приемами пищи должно пройти не менее 3 часов, а после сытного обеда — 5 часов;
- принимать пищу в спокойной, благостной атмосфере;
- всегда учитывать совместимость продуктов;
- соблюдать чистоту как при приготовлении пищи, так и при ее приеме;
- есть в тишине, насыщаясь всей вкусовой гаммой;
- есть умеренно, оставляя желудок на треть пустым (для воды и воздуха);
- делиться пищей с другими: еда — это дар, который нельзя таить от голодных;
- не пить после еды: пища переваривается с помощью огня, который не стоит заливать водой;
- беречь продукты, потому что все в мире уравновешено, и если вы были расточительны, придет время — и вам не хватит ровно столько пищи, сколько вы выбросили.

Каждому продукту — свой час

Аюрведа тесно связана с астрологией и движением планет. Солнце диктует нам не только подъем и отбой, но и режим питания. На рассвете и на закате, когда солнечной энергии немного, нужно принимать легкую пищу. Вопрос в том, что считать рассветом. В соответствии с солнечным ритмом живут лишь избранные. «Кто рано встает, тому Бог дает», — гласит пословица. В 4–5 утра встают мудрецы. В 7 часов поднимаются ленивые люди, а в 8–9 — те, кому наплевать на собственное здоровье.

Огонь в организме разгорается с 7 до 9 утра — в это время и должен перевариться завтрак (молоко, фрукты, что-нибудь сладкое). После 9 часов огонь затухает и сладкий пирожок или молоко пойдут только во вред. В это время нельзя принимать и «серьезную» пищу — она плохо переварится и вызовет изжогу. Кисломолочные продукты хороши до 17 часов (для больных — до 14–15). Зерновые и бобовые следует употреблять в пищу на пике солнечной активности, то есть с 10 до 14 часов, — тогда они успеют перевариться. А вообще обед должен быть не позже 13 часов. Если поесть позднее, то «мозги стекут в живот», энергия пойдет на убыль, появится сонливость.

Ужинать следует не позже 7 вечера. Между обедом и ужином можно перекусить овощами, фруктами, орехами. После 19.00 не забудьте про молоко — чуть подслащенное, со специями. Спать нужно ложиться не позднее 22 часов. Только при соблюдении такого режима человек будет полон энергии и сил.

ДЕНЬ ЗДОРОВЬЯ

Побороть дурные привычки
легче сегодня, чем завтра.

Конфуций

Хватит говорить о необходимости вести здоровый образ жизни. Приступите, наконец, к исполнению мечты прямо завтра, воспользовавшись нашими советами, как сделать свою повседневную жизнь в течение дня более здоровой, легкой и приятной.

Утро

Чтобы всегда чувствовать себя хорошо, ставьте будильник на одно и то же время, выходные — не исключение. Мы уже с вами знаем: если человек просыпается то позже, то раньше, он чаще всего всю первую половину дня пребывает в плохом настроении, испытывает раздражение. Если все-таки после пробуждения ощущается сонливость, пошире раскройте шторы (зимой включите яркий свет), примите прохладный душ.

Исследуйте свое обнаженное тело. Делая это регулярно, вы уменьшите опасность неожиданного возникновения, например, меланомы.

Ученые Нью-Йорка, проведя обследование 1200 женщин, выяснили, что у тех, кто хотя бы раз в месяц внимательно осматривал свое тело, на 63% снижался риск летального исхода в случае заболевания этой формой рака. Раннее обнаружение меланомы помогает эффективнее с ней бороться. Заметив, что какая-то родинка стала больше, изменила цвет, форму, обратитесь к дерматологу.

На ***завтрак*** ешьте не булки с чаем, а хлеб из цельного зерна и зерновые хлебцы, а также ягоды и фрукты (лучше груши или сливы). Тогда вы легко наберете необходимую ежедневную норму клетчатки. Что получите взамен? Нормализуются уровень холестерина и работа кишечника, заметно улучшится состояние кожи, снизятся артериальное давление, опасность возникновения сердечно-сосудистых заболеваний и рака толстой кишки.

Примите ***поливитамины*** — этих полезных веществ вам точно не хватает, утверждают специалисты Института питания РАМН, проведшие широкомасштабное обследование несколько тысяч россиян. Исследование 900 человек в медицинском научно-исследовательском центре американского города Сиэтл показало: те из них, кто регулярно принимал витаминные и минеральные добавки, заболевали вполовину реже .

Подберите себе такие поливитамины, в которых содержится дневная норма фолиевой кислоты (она особенно необходима беременным и парам, собирающимся завести детей, так как предотвращает появление у младенцев врожденных дефектов), а также набор основных минералов: железо, цинк, селен, магний, кальций. Чтобы не было расстройства желудка, лучше принимать витамины за завтраком.

День

Чтобы чувствовать себя энергичным, бодрым и свежим в течение всего рабочего времени, трудитесь «в здоровом стиле».Через 1–2 часа после того, как приступили к выполнению служебных обязанностей, прервитесь на второй завтрак, выпейте зеленый чай. Профессор медицинской химии из Канзасского университета (США), доктор медицинских наук Лесте Митшер обнаружил в нем активный элемент, получивший название антиоксидант EGCG, который в 100 раз сильнее витамина С и в 25 раз — витамина Е, когда дело касается защиты организма от рака и сердечно-сосудистых заболеваний.

Разомнитесь на рабочем месте. Гибкость тела с возрастом уменьшается. Делая упражнения всего 5 минут ежедневно, вы сохраните ее.

- Стоя сделайте 15–20 движений тазом вперед-назад.
- Вытяните перед собой руки на уровне плеч, сцепите пальцы и придайте рукам округлую форму, будто держите большой мяч. Не меняя положения рук, сведите лопатки (10–15 раз).
- Стоя прямо, руки на поясе. Сделайте большой шаг правой ногой вперед, согните ее в колене и потянитесь, чувствуя, как напрягаются все мышцы. То же — левой ногой (по 12 раз).
- Сидя на стуле, перенесите вес тела на правое бедро, а левое оторвите на несколько секунд от сиденья, затем — наоборот. Повторите упражнение 8–10 раз.

Не пропускайте время обеда. Пища должна содержать большое количество протеинов и клетчатки: подойдет хлеб из цельного зерна, кусочек куриного мяса, 2 листика салата, зелень, овощи, на десерт — апельсин или яблоко. После такого обеда вы почувствуете прилив энергии.

Обратите внимание на время — 14.00. Не пытайтесь в это время решать важные проблемы, не назначайте встречи и переговоры. В это время суток ваше внимание рассеивается (возможно, из-за гормональных сдвигов в организме), и работа не спорится. Лучше несколько минут глубоко подышите, чтобы снять внутреннее напряжение, а потом помечтайте об успехе проекта, над которым работаете, постарайтесь представить себе конечный результат — это должно помочь делу.

Уже через полчаса с удвоенной энергией вы сможете приступить к работе. Ничего не оставляйте на потом. Те, кто откладывает дела на последний момент, на 60% чаще ходят по врачам, на 20% — чаще простужаются и болеют гриппом, а также в большей степени страдают от головной боли и боли в спине, чем те, кто старается делать все вовремя.

Найдите минутку, чтобы пообщаться с коллегами. Ученые Мичиганского университета (США) утверждают: сопричастность к повседневной жизни коллектива помогает снять стресс, напряженность и преодолеть чувство одиночества. Особенно это касается женщин.

В середине дня, воспользовавшись перерывом, разомните ноги. Преодолейте несколько лестничных маршей или прогуляйтесь по улице. Только не смотрите под ноги при ходьбе, не опускайте голову, от этого портится осанка, большая нагрузка падает на позвоночник. Ходите так, чтобы подбородок находился параллельно земле, и смотрите вперед.

Отчитал начальник? Снимите стресс с помощью ароматерапии. Сядьте, расслабьтесь, откройте пузырек с маслом ванили и вдохните, представляя, как воздух проходит по сторонам квадрата слева и вверх, а на выдохе – справа и вниз.

Вечер

Дайте себе физическую нагрузку. Многие считают, что если нет возможности серьезно заниматься спортом, не стоит и начинать. Однако, по данным исследования, проведенного медицинским отделением Гарвардского университета (США), даже непродолжительные тренировки значительно улучшают состояние здоровья. Энергичные занятия от 10 до 25 минут по крайней мере 2 раза в неделю значительно уменьшают риск возникновения сахарного диабета и рака, сердечно- сосудистых заболеваний, нормализуют уровень холестерина и артериальное давление. Если каждый день после работы будете ходить быстрым шагом хотя бы 10 минут, за год сбросите до 2 кг лишнего веса.

Перед ужином поднимите тост за свое здоровье. Сейчас появилось много противоречивых данных по поводу алкоголя. Одни специалисты полагают, что умеренное его потребление служит профилактикой сердечно-сосудистых заболеваний, инсульта; другие, например, доктор медицины Майкл Тун из Американского онкологического общества, — утверждают: даже одна доза алкоголя в день может повысить риск заболевания раком груди. Какой же выход? Выпивайте стакан виноградного сока. Он обладает такими же защитными свойствами, что и вино, но без побочных эффектов.

Вечернюю трапезу непременно начинайте с овощей ярких, насыщенных цветов. Они буквально напичканы разными веществами растительного происхождения, которые являются хорошим средством поддержания здоровья.

Что касается жиров, ученые считают: важно не то, сколько вы их едите, а к какому типу они относятся. Растительное масло, орехи полезны — они могут предотвратить сердечно-сосудистые и онкологические заболевания. Жиры, содержащиеся в мясных, молочных продуктах, выпечке, вредны.

При мытье посуды подумайте, не пора ли выбросить старую губку. Кухня – рассадник болезнетворных бактерий. Наибольшее их скопление – в губке или тряпке для мытья посуды, раковине, на ручках водопроводного крана, разделочной доске и ручке холодильника.

Оказывается, именно дома происходит по крайней мере 50% пищевых отравлений. Вступив в войну с вредными бактериями, хорошенько мойте и чистите опасные места дезинфицирующими средствами не реже 3 раз в неделю. Чаще меняйте кухонные полотенца, губки и тряпки для мытья посуды. Руки мойте не менее 30–60 секунд.

Смойте плохое настроение. Вы перенесли стресс? Перевозбуждены? Исследования, проведенные в университете в Ист-Лансинге (США), показывают, что в этих случаях мужчинам и женщинам отлично помогает 20-минутная теплая ванна. После нее сон крепче и спокойнее. Только принимать ее надо за 2 часа до сна.

Ведите дневник. Вносите туда события и ощущения, которые вам доставили неприятности и страдания. Это поможет быстрее и легче их перенести, сохранив здоровье. Оказывается, в это время активизируются клетки иммунной системы.

Доктор медицины, психолог Джеймс Пеннебакер из Техасского университета в Остине пришел к заключению, что студенты, которые записывали свои страхи и переживания, болели значительно реже тех, кто не вел дневник или уделял больше внимания приятным, а также малозначительным темам.

Перед сном непременно почистите зубы. Это особенно важно для женщин, так как ежемесячные гормональные колебания, прием противозачаточных таблеток способствует быстрому размножению в полости рота бактерий, провоцирующих кровоточивость десен. Исследования доказывают, что это увеличивает риск сердечных приступов. Кроме того, у женщин с нездоровыми деснами чаще случаются преждевременные роды, дети рождаются с пониженной массой тела.

Вместо заключения

Напоследок я хочу поговорить с вами о личной ответственности каждого человека — ответственности не перед кем-либо, а перед самим собой, перед своим здоровьем, перед своей душой. Незачем ловить и карать злодеев, поскольку закоренелый злодей — он же — мученик, сидит в каждом из нас. Нужно быть добрее и внимательнее, прежде всего к самому себе. Бог живет в каждом из нас, следовательно, если не обращать внимания на себя самого и на свое здоровье, это значит гневить Высшие Силы. Вот что по этому поводу говорил великий Айванхов: «Вся судьба человека зависит от чистоты его внутреннего зрения. Стоит вам совершить ошибку, преступить божественные законы, ваше духовное зрение затмевается, ничто вас уже не предупреждает и не направляет, вы погрязнете в безысходных затруднениях. Постарайтесь же, наконец, осознать связь, существующую между вашим повседневным поведением и ясностью вашего зрения. Тот, кто решится жить жизнью праведной, честной, благородной, тот очищается: его духовные органы начинают функционировать и, таким образом, он, правильно руководимый и направляемый, приходит снова к источникам...».

ИСТОЧНИКИ

1. ЕШЕ ДОНДЕН. Здоровье через баланс. — М.: ТОО «Путь к себе», 1996.

2. Аюрведа: Руководство по практическим методам. /Под общ. ред. В.И. Бородкина. — Мн.: «Вида-Н», 2000.

3. Атлас тибетской медицины. Свод иллюстраций к тибетскому медицинскому трактату XVII века. Альбом. /Колл. Авт. — М.: Галарт, 1994.

4. «Чжуд-ши» — памятник средневековой тибетской культуры. Пер. с тиб. Предисл. Д. Б. Дашиева, С.М. Николаева. — Новосибирск: Наука. Сиб. Отделение, 1988.

5. Ю. В. ХМЕЛЕВСКИЙ — Интернет, сайт «Здоровье — МЭИ», 2000.

6. «Санкт-Петербургский Центр Дханвантари»; «Аюрведа плюс», — интервью Ветрова И.И. газете «Ригас Балсс», интернет, ayurveda@mail.admiral.ru

7. С. БЕЛОСТОЦКАЯ, Н. МИХАЙЛОВСКАЯ «Музыка болезней» — ИнтернетМедиа Холдинг, «Новый век: 2000».

8. И. И. Ветров — Лекции.

9. О. Г. Торсунов — Лекции.

10. А. Свияш — Лекции.

11. Журнал «Здоровье», 1998 – 2001 гг.

ОГЛАВЛЕНИЕ

Нина Павлова

ДИАГНОСТИКА И ЛЕЧЕНИЕ ШЕСТИ СТАДИЙ БОЛЕЗНИ

Ведущий редактор *Е. Ю. Румановская*
Ответственный за выпуск *С. С. Раимов*
Художественный редактор *И. Н. Фатуллаев*
Корректор *А. Г. Кудряшова*
Оформление *К. Б. Муганлинский*

Налоговая льгота — общероссийский классификатор продукции ОК-005-93, том 2: 953000 — книги, брошюры.

ИД № 06073 от 19.10.2001.

Подписано в печать 16.11.2001. Гарнитура SchoolBookC.
Формат 84x108 1/32. Усл. печ. л. 11,76. Печать офсетная.
Тираж 10 000 экз. Заказ № 621.

ООО «Издательство "ДИЛЯ"»
191186, Санкт-Петербург, ул. Казанская, 15.

Отпечатано с готовых диапозитивов в ГИПК «Лениздат»
(типография им. Володарского) Министерства РФ по делам печати, телерадиовещания и средств массовых коммуникаций.
191023, Санкт-Петербург, наб. р. Фонтанки, 59.